重症之后
揭秘ICU

主　审　邱海波　于凯江

主　编　孙同文　毛峥嵘

副主编　芦乙滨　张少雷　张晓娟　丁显飞　孙文举

人民卫生出版社

·北　京·

图书在版编目（CIP）数据

重症之后：揭秘 ICU / 孙同文，毛峥嵘主编. 北京 ：人民卫生出版社，2025. 4. -- ISBN 978-7-117-37665-5

Ⅰ. R459. 7

中国国家版本馆 CIP 数据核字第 2025C1A719 号

人卫智网	**www.ipmph.com**	**医学教育、学术、考试、健康，购书智慧智能综合服务平台**
人卫官网	**www.pmph.com**	**人卫官方资讯发布平台**

重症之后：揭秘 ICU

Zhongzheng zhihou：Jiemi ICU

主　　编：孙同文　毛峥嵘
出版发行：人民卫生出版社（中继线 010-59780011）
地　　址：北京市朝阳区潘家园南里 19 号
邮　　编：100021
E - mail：pmph @ pmph.com
购书热线：010-59787592　010-59787584　010-65264830
印　　刷：天津善印科技有限公司
经　　销：新华书店
开　　本：710 × 1000　1/16　　**印张：**14
字　　数：194 千字
版　　次：2025 年 4 月第 1 版
印　　次：2025 年 5 月第 1 次印刷
标准书号：ISBN 978-7-117-37665-5
定　　价：89.90 元

编委（按姓氏笔画排序）

丁显飞　郑州大学第一附属医院

王　岩　郑州大学第一附属医院

王　栋　郑州大学第一附属医院

王　曦　河南中医药大学第一附属医院

王宇泽　郑州大学第一附属医院

王君君　郑州大学第一附属医院

王振华　郑州大学第一附属医院

王海旭　郑州大学第一附属医院

毛峥嵘　河南中医药大学第一附属医院

方　宇　郑州大学第一附属医院

孔　羽　郑州大学第一附属医院

艾　莘　河南中医药大学第一附属医院

石朝阳　郑州大学第一附属医院

仝　然　郑州大学第一附属医院

朱智琦　河南中医药大学第一附属医院

刘　欢　郑州大学第一附属医院

刘峰宇　郑州大学第一附属医院

刘韶华　郑州大学第一附属医院

祁雪颜　郑州大学第一附属医院

孙文举　郑州大学第一附属医院

孙亚丽　郑州大学第一附属医院

孙同文　郑州大学第一附属医院
孙利敏　郑州大学第一附属医院
孙雪毅　郑州大学第一附属医院
贠文晶　郑州大学第一附属医院
芦乙滨　信阳市中心医院
杜丽娟　郑州大学第一附属医院
杜佳欣　郑州大学第一附属医院
李　琼　郑州大学第一附属医院
李弘毅　郑州大学第一附属医院
李洪强　郑州大学第一附属医院
杨　飞　郑州大学第一附属医院
时学秀　郑州大学第一附属医院
何金波　河南中医药大学第一附属医院
宋　恒　郑州大学第一附属医院
宋高飞　郑州大学第一附属医院
宋鹏阳　河南中医药大学第一附属医院
张少雷　河南中医药大学第一附属医院
张晓宇　河南中医药大学第一附属医院
张晓娟　郑州大学第一附属医院
张瑞芳　郑州大学第一附属医院
张曙光　郑州大学第一附属医院
陈晓娜　郑州大学第一附属医院

罗永刚　郑州大学第一附属医院
周　一　郑州大学第一附属医院
赵华延　郑州大学第一附属医院
赵颖颖　郑州大学第一附属医院
段晓光　郑州大学第一附属医院
秦翠红　郑州大学第一附属医院
夏孟姣　河南中医药大学第一附属医院
原阳阳　郑州大学第一附属医院
徐亚楠　郑州大学第一附属医院
崔玉青　郑州大学第一附属医院
崔红卫　郑州大学第一附属医院
梁火燕　郑州大学第一附属医院
韩　冰　郑州大学第一附属医院

编写秘书

宋　恒　郑州大学第一附属医院
徐亚楠　郑州大学第一附属医院
罗　宁　信阳市中心医院

绘图

杨子悦　北京大学深圳医院

序　一

重症医学是一门新兴学科，是现代医学发展的产物，也为现代医学的发展提供了有力保障。1971 年美国成立了重症医学会，标志着重症医学正式诞生。我国重症医学起步于 20 世纪 80 年代初，至今已历经四十余年的探索。1984 年，北京协和医院建立了加强医疗科，是我国第一个重症医学科；2000 年后，一些高校逐渐开设重症医学相关课程；2005 年，中华医学会重症医学分会成立；2008 年，国务院学位委员会办公室批准重症医学成为临床医学二级学科；2009 年卫生部批准重症医学为一级诊疗项目；2018 年，开始重症医学专科医师规范化培训；2020 年，开始重症医学住院医师规范化培训，并且经教育部批准设立了重症医学硕士和博士学位点，重症医学在危重症救治中的作用和地位得到了同道的广泛认可。近二十年来，我国发生了很多重大公共卫生事件，如 2003 年的严重急性呼吸综合征（SARS）、2008 年的汶川大地震、2009 年的甲型 H_1N_1 流感、2020 年的新型冠状病毒感染，在这些突发公共卫生事件中重症医学都发挥了举足轻重的作用。虽然得到了快速发展，但是重症医学仍是一门需要完善的学科，仍处于探索阶段。

重症医学科主要负责患者生命支持和器官功能保护，是保证院前急救、院内手术和后续治疗成功的“大本营”，是危重患者脱离死亡线的最后一道保障。重症医学科患者的特点是病情紧急、复杂、进展快，基于此，重症医学科更为重视器官与器官之间的联系，具有整体性、系统性。重症医学科的根本宗旨是为危重患者提供更高质量的医疗服务，故对科室环境、设备和医护要求较高，不仅需要医生具备扎实、全面的理论知识和熟练的临床操作技能，还需要有强大的心理素质。中华医学会重症医学分会 2015 年第三次全国普查结果表明，全国设置重症医学科的医院数量增加到近 4 000 家，全国重症医学医师执业人数增加到 63 605 人，护士执业人数增加到 10 万余人。虽然，我国重症医学人才储备飞速增长，但与实际需求相比还有一定差距。除此之外，还存在床位占比不足、地区间水平差异大等问题。在以后的发展过程中应该坚持“加强学科建设”的理念，重视培养专业人才。

重症医学科是无陪护病房，在老百姓心中充满神秘感。在中国研究型医院学会危重医学专业委员会主任委员孙同文教授和委员毛峥嵘教授的带领下，编写了《重症之后：揭秘 ICU》一书，相信可以帮助患者及家属揭开重症医学科的神秘面纱。该书以问答的形式，用通俗易懂的语言讲述了重症医学的学科内涵、重症医学科的环境、设备、常见的疾病知识、患者及家属常见的疑问，非常适合重症医学科患者及家属阅读，是一本面向患者及家属甚至公众的科普书籍，有利于缓解患者及家属的焦虑、抑郁情绪，提升医护人员与患者家属的沟通效率，有效减少医患矛盾，可在一定程度上推动公众对重症医学科的认识。同时，本书可以帮助非重症医学专业医护人员更加深入地了解重症医学科。衷心希望本书能为我国重症医学事业的发展提供帮助，希望重症医学科医护人员能够守护好生死之门，为人民群众的健康保驾护航。

中华医学会重症医学分会第三届委员会主任委员

东南大学副校长

东南大学附属中大医院重症医学科教授

2025 年 1 月

序　二

重症医学是一门年轻的学科，现代重症医学理念早在19世纪末就有迹可循，护理事业的创始人南丁格尔曾提出“集中护理外科术后患者”的观点，但直到20世纪70年代，随着美国重症医学会的建立，现代重症医学才正式登上历史舞台。1974年，我国部分医疗机构以抢救心、肺、肾衰竭为目的的“三衰病房”勾画了重症监护病房（ICU）的雏形；10年后，北京协和医院陈德昌教授创建的ICU在国内首次引入了重症医学的学科建设理念，标志着重症医学登上了我国现代医学舞台。重症医学的理论体系，是研究损伤或疾病导致机体向死亡方向发展过程的特点和规律性，涵盖了围绕危重患者进行的所有监测与治疗。现代医学的发展，加深了重症医学的内涵，推动着重症医学的持续发展，如高难度手术和复杂外科操作（如心脏移植、肺移植及肝移植）日益增加，对围手术期重症管理提出了新挑战；当今社会老龄化日趋明显，老龄、高龄重症患者明显增多，这类患者基础疾病多、病情复杂，是临床医学面对的一大挑战；在突发公共卫生事件、地震等重大灾难事件的救治中，重症医学以其在器官功能支持和对并发症处理方面的优势，发挥着不可或缺的保障支撑作用。

《重症之后：揭秘 ICU》由孙同文、毛峥嵘等多位教授亲自指导，全书涵盖了重症医学科患者常见疾病从概念、症状，到检查、治疗和预后的百余个问题，由相关领域专家编写、审核把关，保证了内容的科学性和严谨性。在编写过程中，或从常见疾病入手，或从民众讨论的热点入手，或从社会焦点入手，以浅显的语言，力争让每一个人都能读懂、理解。此外，图文并茂的表现形式也为本书增光添彩。

作为科普图书，本书个别表述与专业书籍难免有一定差异，所提供的信息亦不能等同于医生的医嘱。希望本书能为重症医学的科普作出点滴贡献，希望我们的努力能为危重患者及家属提供科学、实用的知识，为他们带来更多福祉。

中华医学会重症医学分会第四届委员会主任委员

原哈尔滨医科大学副校长

原哈尔滨医科大学附属第一医院院长

2025 年 1 月

序 三

重症监护病房（ICU）是集医院人力、物力和技术于一体，对急危重症患者进行密切监测、及时有效治疗的专门单位，是重症医学的临床基地。ICU 治疗群体的特殊性决定了其治疗特点，ICU 中一般收治的是急危重症患者，患者及家属承担着极大的心理负担。在我国大多数医院中，为了预防交叉感染等不良后果，ICU 往往限制探视，甚至禁止探视，这在很大程度上增加了 ICU 的神秘感。现代医学模式已经从“单纯的生物医学模式”转变为“生物－心理－社会医学模式”，意味着从“以疾病为中心”向“以患者为中心”转变，真正体现了“医道本乎人情”“医乃仁术”的宗旨。作为医生，不仅要从疾病层面为患者解除病痛，更要真正倾听患者的需求，体会并理解患者的疾苦、信念、畏惧和希望。

为了达到更好的医患沟通效果，医生常需要将专业知识转换为患者能够理解的形式，帮助患者了解疾病，为患者选择治疗方案提供参考。ICU 中重症患者通常病情复杂、变化较多、进展较快，加上重症患者及家属常伴有对 ICU 的恐惧等感受，增加了医患沟通的难度。短时间内患者及家属接收大量信息，常无法对疾病和 ICU 建立全面、客观的认识，而医学科普有望改善患者对疾病、对 ICU 的认知水平、接受度以及对医生的配合度，帮助重症患者得到及时、精准的诊治。

在中国研究型医院学会危重医学专业委员会主任委员孙同文教授和委员毛峥嵘教授的组织下，国内一批优秀重症医学专家编写了这本科普图书——《重症之后：揭秘ICU》。本书文字浅显易懂、深入浅出，编排逻辑清晰、图文并茂，让读者能读懂并了解 ICU 以及重症相关知识，为患者及家属揭开 ICU 的神秘面纱，抛开对 ICU 的恐惧，了解重症医学的发展。

如今，越来越多的医生意识到，医生的职责除了救死扶伤，还应该积极参与健康维护、疾病预防中。科普不仅能够预防疾病的发生，也能使很多已经发生的疾病获得更好的预后。因此，普及医学科学知识、传播防病治病等基本常识，也是从另一个角度“治病救人”，是医务工作者仁心仁术的体现。衷心希望本书能为重症患者提供帮助，助力健康中国建设。

中国研究型医院学会会长

2025 年 1 月

序　四

重症医学是一门研究危重疾病发生、发展规律及其诊治方法的新兴学科，拥有最先进、强大的器官功能保护和生命支持技术。

20 世纪 70 年代，我国第一个急性心、肺、肾衰竭抢救研究室成立，开始了我国医学界对于危重患者收治和临床处理的早期探索，至 2005 年中华医学会重症医学分会正式成立，2008 年重症医学成为临床医学二级学科，2010 年重症医学成为专门的医师执业范围，2018 年开始重症医学专科医师规范化培训。我国重症医学蓬勃发展，不仅在 SARS、甲型 H_1N_1 流感、新型冠状病毒感染等历次突发重大公共卫生事件中发挥着巨大作用，留下许多可歌可泣的故事，更逐步形成了超过 12 万人的重症医学医师队伍，向着更精细的纵深、更广大的范围不断拓展。

现代临床医学之父奥斯勒讲过："医学是一门不确定的科学与充满可能性的艺术"，也即著名的"奥斯勒命题"。重症医学面对的是生命系统的极限状态，充满了不确定性和无限可能性。患有同种疾病的不同患者，可能呈现出截然不同的疾病进程；同一个患者也可能存在多种合并症、并发症，病情更是变化迅速，数小时内就可能急转直下。更高的风险、更长的病程、更复杂的病情，对重症医学医护人员和医院相关科室的综合水平提出了更高要求。

美国医生特鲁多曾说："有时去治愈，常常去安慰，总是去帮助。"这是一份理性的谦卑，也是医学人文的朴素境界。医学凝聚了人类对于生命最先进的认识，却绝不是仅由知识和技术砌起的冰冷高墙，医学面对的是处于社会中的人，是人的生理、心理、感情和意愿，体现了生命的多样性和丰富性。在医生眼中，进入 ICU 的患者意味着需要器官功能保护和生命支持，意味着对医学知识和技术的挑战，充满了对生命的神圣感和敬畏感。对于患者和家属来说，ICU 的大门有着更复杂的含义，意味着更高的死亡风险、更大的经济负担和被病房隔开的距离，本身就是对一个家庭的全方位考验。这也是重症医学知识普及的重要性所在，希望更多的人能够透过"生死之门"，了解 ICU 是什么、ICU 有什么、ICU 做什么。

《重症之后：揭秘 ICU》由中国研究型医院学会危重医学专业委员会主任委员孙同文教授和委员毛峥嵘教授组织经验丰富的重症医学一线工作者编写而成，以问题形式从 ICU 的定义、理念、配置、工作内容、常见疾病等方面生动、完整地介绍了 ICU 相关知识，不仅适合希望了解 ICU 的非医疗工作者阅读，对其他医学专业从业者也有一定启发、借鉴意义，值得深入阅读。

衷心希望本书的出版能够使更多人了解重症医学这一新兴、综合、重要的临床医学学科，更好地帮助重症患者及家属。

原郑州大学第一附属医院党委书记、院长

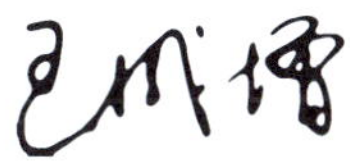

2025年1月

前言一

在医学科技高速发展的今天，我们需要重新定义死亡，即使是心脏停止跳动，医生依然可以用体外膜氧合设备（ECMO）维持血压，保证人体血流灌注，经过严密的治疗，最终可以使心脏恢复跳动，患者康复出院，回归社会。这有赖于一个医院的重要科室——重症医学科。ICU 收治的都是有生命危险的危重患者，病情变化快，器官和生命支持手段多，医疗花费相对高，又不让家属陪护，人们往往谈 ICU 色变，怕进 ICU。可在关键时刻，也会出现 ICU“一床难求”的现象。提起 ICU，人们的印象是门口家属焦虑和期盼的眼神，是各种仪器、设备包围的病床以及全身插满管子的患者。可你们听、你们看，ICU 门口除了焦急等待的家属，还有家属热泪盈眶握着医生的手说：“多亏了您，家人才死里逃生。”转出 ICU 的患者说：“一点儿都不痛苦，医生给我用了药，睡一觉就好了。”

ICU 不只有冰冷的医疗设备，更多的是暖暖的温情，是搀扶患者下床活动的有力依靠，是鼓励患者战胜病魔的温暖相守，是挽救生命的奋力拼搏，是 24 小时对生死之门的坚守。ICU 不是生命的终点站，它更像是生命的重启。医生、护士不是亲人，却是最能信赖的人，让每个患者康复转出 ICU，是每个 ICU 人最大的愿望。

重症医学是一门新兴、交叉、融合的学科，近些年来发展迅速，在历次重大突发公共卫生事件中发挥了重要作用。大家对 ICU 了解不多，感觉 ICU 很神秘。假如我们能了解重症医学，了解 ICU，那么就可以改变一些事情，使事情朝着更有利于我们身心健康的方向发展。走近它，才能更好地远离它。

《重症之后：揭秘 ICU》全书包含三章，共有百余个问题，以问答形式从 ICU 的环境、设备到人文心理，从常见疾病的相关知识到如何作出合适的医疗决策，用通俗易懂的语言详细解答了大众对 ICU 的困惑，为大众的健康保驾护航。

本书在编写过程中得到了国内同道的大力支持，但疏漏与不妥之处在所难免，恳请广大读者批评指正。

中国研究型医院学会危重医学专业委员会主任委员

Intensive Care Research 执行主编

郑州大学第一附属医院急诊医学部主任、综合 ICU 科主任

2025 年 1 月

前言二

作为长期奋战在重症医学一线的医生，我们每日穿行于监护仪的滴答声与呼吸机的节律之间，见证着生命最脆弱的时刻，也参与着医学最有力的守护。ICU，这个汇聚尖端科技与顶尖医护的“生命堡垒”，在与疾病的对抗中成为守护危重患者的最后防线，其价值已不言而喻。然而，高精的设备、密闭的环境、无陪护的制度，也为其蒙上了一层神秘甚至令人望而生畏的面纱。这种隔阂，常让门外的家属饱含焦虑与无助，也让门内的患者承受着超越病痛的心理重压。

我们深知，ICU 的使命不仅在于“救命”。如何让承受着巨大压力的患者感受到超越技术的温度？如何让心急如焚的家属穿透那扇紧闭的门，理解门内发生的一切，从而与医护人员并肩作战？这份沉甸甸的“慰人”之责，与“救人”之术同等重要，它呼唤着沟通、信任与共情。

正是这份沉甸甸的医患之情，催生了《重症之后：揭秘 ICU》这部科普图书，我们由衷希望它能成为一座坚实的桥梁。

本书采用问答形式，力求直击核心，深入浅出。其目的是赋予读者宝贵的知识储备，使其拥有稳定的心理基石。医患之间充分的信任与配合，是医护人员得以全力施展医术、患者得以获得最佳救治效果的关键一环。恐惧源于未知，而知识正是照亮未知的火炬；信任生于理解，而理解则是医患同心的桥梁。唯有医患携手，心意相通，才能让科技的力量与人文的关怀在 ICU 中交融奏响生命的最强音。

医学探索永无止境，普及医学知识、弘扬科学精神、促进医患同心，正是我们撰写此书的初心所在。愿这本书能成为一颗火种，点燃更多人对生命的理解、尊重与希望。

中国研究型医院学会危重医学专业委员会委员

河南中医药大学第一附属医院急危重症医学部主任

2025 年 1 月

目 录

1 第一章

ICU 的基本情况 001

002 什么是 ICU
002 如何理解 ICU
003 ICU 中有哪些治疗理念
004 哪些患者需要收住 ICU
005 什么是亚重症病房
006 ICU 患者的转入流程
007 ICU 患者的转出标准和流程
008 为什么 ICU 患者身上有很多“管路”和“线路”
009 为什么 ICU 的医疗花费比普通病房高
009 ICU 内有哪些必备设备
010 ICU 内的噪声应控制在什么水平
011 ICU 内如何预防感染
012 ICU 内有哪些抢救设备
012 ICU 的病床应该具备哪些功能
014 什么是耐药菌、为什么 ICU 中经常出现耐药菌

2 第二章

ICU 患者及家属的常见疑问 015

016 为什么 ICU 内不能使用移动电话
017 为什么患者需要使用呼吸机

017　什么情况下需要镇痛、镇静
018　什么是输液泵、微量泵和营养泵，分别适用于哪些患者
021　什么是气管插管、气管切开，分别适用于哪些患者
023　什么是经鼻高流量吸氧治疗、无创通气和有创通气，分别适用于哪些患者
026　什么是人工肝
027　什么是人工肾
029　什么是人工心肺
030　如何作出合适的医疗决策
031　什么是脑死亡
033　脑死亡的常见原因有哪些
033　如何判定脑死亡、由谁判定脑死亡
034　神经系统损伤患者应该何时进行气管切开
035　在什么情况下使用人血清白蛋白可以医保报销
036　ICU 患者为什么会发热
037　为什么部分 ICU 患者的眼睛会被胶布粘住
038　鼻饲饮食的注意事项有哪些
039　为什么有些患者不肯转入 ICU
040　ICU 患者如何解决排便问题
041　为什么入住 ICU 较长时间后患者会很虚弱
042　针对 ICU 患者，需要关注哪些营养问题
042　ICU 转出患者的年龄与死亡率有关吗
043　ICU 患者有哪些心理特点
044　患者通常需要在 ICU 住几天
045　如何配合 ICU 医生进行治疗
046　为什么有些患者在收入 ICU 后会贫血
047　患者入住 ICU 后，家属应该做好哪些准备
048　家属需要 24 小时守在 ICU 门口吗

049　ICU 患者家属需要签署哪些医疗文书
050　如果患者病情无法治愈或不太可能康复，应该怎么办
051　为什么 ICU 的探视时间最多只有半小时
051　为什么 ICU 的探视时间被安排在下午
052　ICU 探视时家属为什么需要穿隔离衣
053　中医药在 ICU 中有哪些作用
054　什么是七步洗手法
056　什么是重症康复
057　如何对 ICU 患者进行呼吸功能康复
058　重症康复可以治疗哪些疾病
059　ICU 患者早期活动原则

3 第三章
ICU 常见疾病和治疗　061

062　什么是昏迷、昏迷的常见原因有哪些
063　什么是脑卒中、如何救治
064　什么是颅内感染、如何救治
065　什么是病毒性脑炎、如何救治
067　什么是结核性脑膜炎、如何救治
068　什么是自身免疫性脑炎、如何救治
070　什么是韦尼克脑病、如何救治
071　什么是颅脑损伤
071　什么是谵妄、如何救治
073　什么是脓毒症和脓毒症休克、如何救治
075　什么是血流感染、如何救治
079　什么是多器官功能障碍综合征、如何救治

081 什么是休克、分为哪些类型
084 什么是晕厥、如何救治
086 什么是心搏骤停、如何救治
089 什么是心肺复苏、心肺脑复苏
092 什么是心脏电复律、如何使用自动体外除颤仪
097 什么是人工呼吸、如何实施
098 什么是重症肌无力、如何救治
101 什么是一氧化碳中毒、如何救治
103 什么是毒蘑菇中毒、如何救治
105 什么是百草枯中毒、如何救治
109 什么是敌草快中毒、如何救治
112 什么是急性有机磷农药中毒、如何救治
115 什么是铊中毒、如何救治
117 什么是铅中毒、如何救治
121 什么是水中毒、如何救治
122 什么是急性心肌梗死、如何救治
125 什么是主动脉夹层、如何救治
127 什么是病毒性心肌炎、如何救治
129 什么是急性心力衰竭、如何救治
132 什么是恶性心律失常、如何救治
135 什么是感染性心内膜炎、如何救治
137 什么是急性肺栓塞、如何救治
139 什么是重症肺炎、如何救治
141 什么是急性呼吸窘迫综合征、如何救治
142 什么是重症哮喘、如何救治
145 什么是慢性阻塞性肺疾病急性加重、如何救治
147 什么是咯血和呕血、如何救治
150 什么是气胸、如何救治

151 什么是俯卧位通气，有哪些适应证、禁忌证和并发症
153 什么是肝衰竭、如何救治
154 什么是急性重症胰腺炎、如何救治
155 什么是急性消化道出血、如何救治
156 什么是应激性溃疡、如何救治
158 什么是急性肠系膜动脉栓塞、如何救治
159 什么是肝脓肿、如何救治
160 什么是急性梗阻性化脓性胆管炎、如何救治
162 什么是假膜性肠炎、如何救治
163 什么是甲亢危象、如何救治
165 什么是糖尿病酮症酸中毒、如何救治
167 什么是糖尿病高渗性昏迷、如何救治
169 什么是糖尿病乳酸性酸中毒、如何救治
171 什么是低血糖昏迷、如何救治
174 什么是糖尿病足、如何救治
176 什么是肾上腺危象、如何救治
177 什么是垂体危象、如何救治
179 什么是急性白血病、如何救治
181 什么是急性再生障碍性贫血、如何救治
183 什么是噬血细胞综合征、如何救治
185 什么是血栓性血小板减少性紫癜、如何救治
187 什么是原发性免疫性血小板减少症、如何救治
189 什么是急性肾衰竭、如何救治
190 什么是系统性红斑狼疮、如何救治
191 什么是成人斯蒂尔病、如何救治
194 什么是血管炎、如何救治

1 第一章 ICU 的基本情况

什么是 ICU

ICU，是 intensive care unit 的简写。intensive，是密集、集中、加强的意思，指医疗设备、监护仪器、医护人员的集中、加强；care，意为关爱、照护；intensive care，意为集中照护、加强管理；unit，指一个单位、一个单元。ICU 即设置一个单元，在这个单元里集中救治危重患者，并对其进行加强管理。国内对 ICU 的命名经历了几次变更，北京协和医院建立了国内第一个 ICU，命名为“加强医疗科”，后来有“监护病房”“三衰病房”等称呼。2008 年国务院学位委员会办公室批准重症医学成为临床医学二级学科，ICU 正式命名为重症监护病房。

ICU 的根本宗旨是集中医院最先进的设备、仪器及最有经验的医护人员，为危重患者提供更高质量的医疗服务，是守护生命的最后一道防线。危重患者在 ICU 内经过严密的监测、及时的器官功能支持和治疗，最终有望恢复器官功能，稳定病情。

如何理解 ICU

ICU 是对危重患者实施广泛和密切的生理功能监测，据此进行病情判断并指导治疗。ICU 的根本宗旨是为危重患者提供更高质量的医疗服务。目前对 ICU 主要存在两种认识上的偏颇。

错误认识 1：过度依赖 ICU，导致患者转入 ICU 指征过宽和床位不恰当地扩大。

世界上很多国家的 ICU 管理人员已对此进行检讨，从财政负担和对患者的利弊等方面发出警告。ICU 的巨额投入仅对有潜在治愈可能的危重患者是必要的，其优越性也仅体现在对危重患者的救治上。对非危重患者和目前认为无救治可能的患者，如晚期肿瘤、脑死亡、临终状态患者等，则属于无益的浪费。不仅如此，ICU 内紧张的气氛和某些监测手段也将对那些低风险患者的心理和治疗产生不利影响。

错误认识 2：否认 ICU 的存在价值。

有人错误地认为，过去即使没有 ICU，内、外科也得到了发展，今后没有 ICU，内、外科也依然可以继续进步。持此看法的人忽略了一个基本事实：内、外科的发展正是各种新技术和新概念不断注入这个领域并被赋予活力的结果，ICU 不过是这个进程中的又一新事物。内、外科发展到今天已相当成熟，制约内、外科进一步发展的部分手术、操作已非仅靠手术刀所能解决。事实上，目前直接发生在手术台上的死亡已十分少见，阻碍患者恢复甚至构成对生命重大威胁的往往是各种严重并发症。将危重患者交由 ICU 可以进一步确保治疗效果，这对临床医学的发展无疑能起到积极的推动作用。

ICU 的出现对传统的医院管理提出了许多新挑战。普通病房的患者是由单一专科来治疗、护理的，但在 ICU 则需要综合许多基础和临床学科的知识，需要各专科间密切和有效的合作。ICU 也是与行政和后勤部门联系最密切的科室，它需要得到这些部门的支持。ICU 集中全院各科最危重的患者，因此它理应得到各专科和行政、后勤部门的关注和支持。上述这些协作和支持的优劣，对 ICU 的救治成效往往会起到决定性作用。

ICU 中有哪些治疗理念

◎ 常见的就是常见的，不要先想那些少见的情况。

◎ 永远不要想：“万一没事儿呢？”

◎ 如果你是一个锤子，全世界在你看来都像是钉子（专科医生的惯性思维）。

◎ 药物的不良反应，可以包含很多方面，其中有些可能是我们并不知道的。

◎ 那些“有可能被误解”的内容（医嘱），往往真的就会“被误解”。

◎ 当你不知道该怎么做时，你就什么都不要做。

◎ 从来没有只是一个器官衰竭而不影响其他器官功能的情况。ICU 医生尤其要注意这一点，因为 ICU 强调的就是各个器官之间的相关性。

◎ 千万不要以为医生什么都知道，在患者身上，有些情况医生不知道就是不知道（这段话包含三个层面，即知道医生应该知道的，知道医生不知道的，不知道医生不知道的）。

◎ 当医生说：“我们不知道患者恶化的原因”，即便患者现在可能已经好转，实际上就是在发出提醒：“患者随时有可能再度恶化。”

◎ 治疗一定是越简单越好。

◎ 如果说不清用这种药有什么用，那就别用。

◎ 永远问自己：“我现在在治疗什么，除了现在已经知道的，我还有哪些情况是不知道的？”

◎ 永远不要忘记进行体格检查。

◎ 永远不要忽视问诊、病史。

◎ 医生治疗的是患者，而不是数字。

◎ 医生总是希望知道所有事，但实际上医生不知道的事情有很多。

◎ 没有突然发生的病情恶化，只有被突然发现的病情恶化。

哪些患者需要收住 ICU

ICU 的收治对象主要包括严重创伤、大手术前以及必须对生命指标进行连续、严密监测和支持的患者；需要心肺复苏等生命体征不稳定的患者；某个器官（包括心、脑、肺、肝、肾）衰竭或多器官衰竭的患者；重症休克、败血症及中毒的患者；脏器移植前、后需要监护和加强治疗的患者。

住院患者可以分为以下四类，其中第二类和第三类患者适合收住 ICU 治疗。

1. 没有器官衰竭的普通住院患者。
2. 有单一器官衰竭的患者。
3. 多器官衰竭但仍有救治可能的患者。
4. 有多器官衰竭且处于终末期的患者。

总之，那些存在高危因素、急性、可逆的、有潜在生命危险的患者才可收住 ICU。经过 ICU 救治，能降低患者因疾病所致的死亡及器官衰竭风险，为后续的专科治疗创造条件。因此，ICU 是生命的最后一道防线。

什么是亚重症病房

在重症医学发展过程中，危重患者后续治疗归属问题逐渐凸显。许多危重患者从 ICU 直接转到普通病房，此时他们对医疗和护理的要求依然很高，占用普通病房大量医疗资源。重症患者如果病情允许，家属能陪在身边，会对治疗起到促进作用，这就需要家属掌握很多注意事项，而这些短时间内难以掌握，致使患者重返 ICU 的概率居高不下。还有部分长期依赖呼吸机等生命支持设备的患者、多脏器损伤而不适合收入某一专科病房的患者……为此，亚重症病房应运而生。

亚重症病房设备配备与 ICU 相同，监护仪器、抢救设备一应俱全，可随时进行急救，根据需要可以随时切换，做到“平战结合”。不同的是，亚重症病房增加了“康复”力度。“重症 + 亚重症 + 康复”治疗一体化救治模式的构建，提高了患者的生活质量，帮助患者和家属学会自我锻炼和自我护理，为患者康复后融入社会做好充分准备。

ICU 患者的转入流程

ICU 患者的转入流程如下图所示。

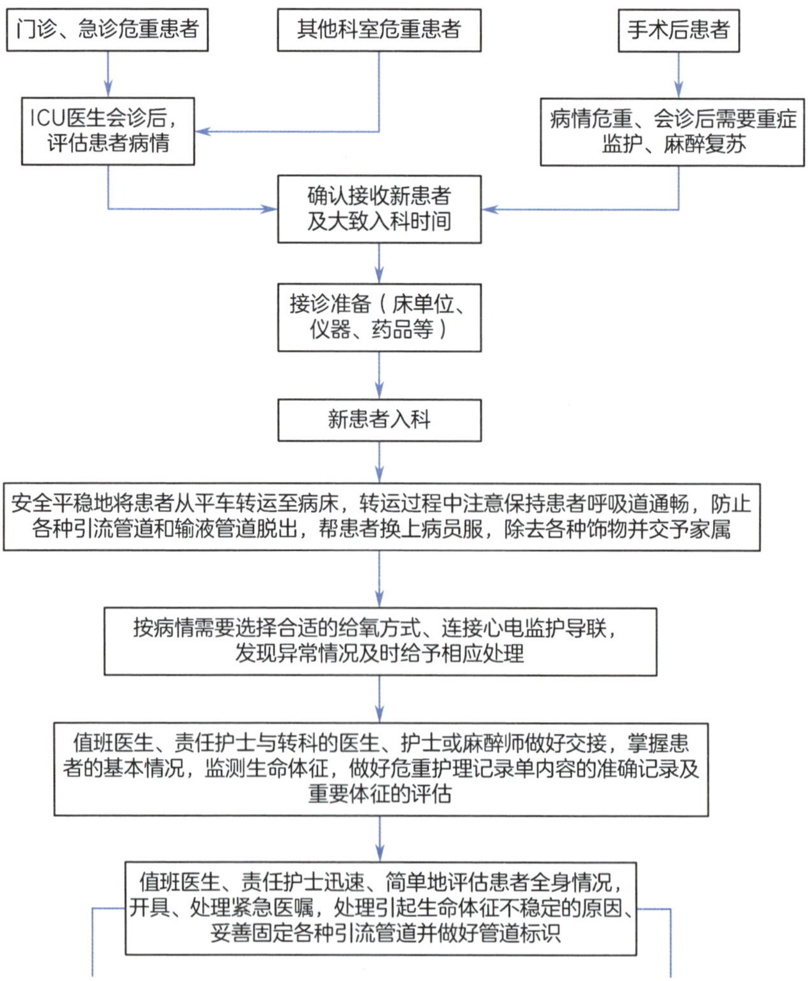

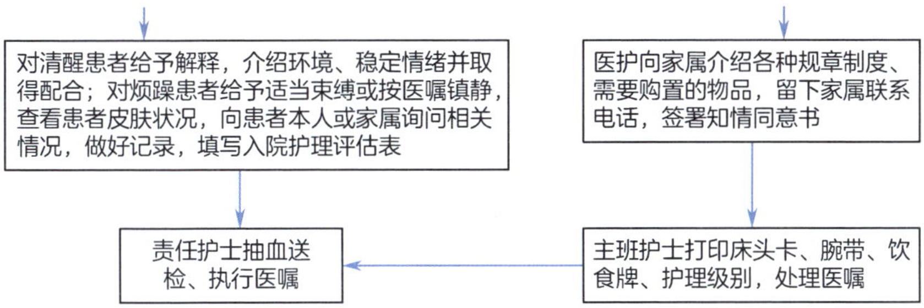

ICU 患者的转入流程

ICU 患者的转出标准和流程

ICU 患者的转出标准

转出和转入 ICU 的时机很难把握。引起器官衰竭的病因消失了，各脏器功能稳定了，用于生命支持的手段已经撤除，就可以转出 ICU 了吗？这要基于对患者生命体征的判断。每个科室都有自己判断的标准，没有一个是更加完善的，国内、外均存在这种情况。

转入时可能因为某一个器官出现功能障碍，如呼吸衰竭、心力衰竭，而转出时则需要考虑很多因素，如接收科室的床位情况、医护的接收能力、家属的需求、患者的意愿等。

ICU 有一个质量评价指标——转出 ICU 后 48 小时内重返率。如果转出 ICU 后，在 48 小时之内又因为病情变化而转回，就说明转出指标未掌握好，即转出标准太松。

ICU 患者的转出流程

ICU 医生确定转出标准，进行病情评估，完成转科记录书写后方可将患者转出 ICU。转出前，责任护士评估患者的一般情况、生命体征，患者由医护人员和家属陪送至接收科室，并在床旁交接。转送患者时，应携带必要的吸氧设施、监护仪器、抢救药物等。

床旁护士按转出要求书写转出患者的重症记录，同时书写转运记录单，并交给新病房值班护士。转至新病房后，由医生交接病情及治疗情况，由护士交接患者的输液、引流、用药、护理记录等，交接完成后双方在转运记录单上签字。

为什么 ICU 患者身上有很多“管路”和“线路”

ICU 患者身上经常会插满“管路”和“线路”，这些“管路”和“线路”都有什么用处呢?

口咽通气道、气管插管　用于开放气道，支持通气。

动脉导管　监测有创动脉血压，进行血流动力学监测（PICCO、Swan-Ganz 导管）及体外膜氧合（extracorporeal membrane oxygenation，ECMO）治疗等。

静脉留置针　用于补液、输血。

深静脉导管　用于扩容、监测中心静脉压，进行血液净化、ECMO 治疗，应用血管刺激性药物等。

引流管　用于引流积气、积液，进行标本采集、药物注射等（脑室、胸腹腔、手术部位等）。

尿管　用于引流尿液、观察尿量。

鼻胃管、鼻肠管　用于胃肠减压，进行肠内营养支持、局部应用药物等。

负压封闭引流（VSD）管　用于创面、手术部位渗液的持续负压吸引。

总之，为了 24 小时持续监测 ICU 患者的生命体征，有必要使用各种线路繁杂的精密电子监测仪器、建立各种生命支持通道，它们可以用来弥补人体病理状态下缺失的生理功能。并不是每个 ICU 患者都必须在身上插满管路，而是应根据病情需要留置。请您相信一句话：线为经、管为纬，在医生的手中必将织就生命之伞。

为什么 ICU 的医疗花费比普通病房高

ICU 的核心技术为脏器功能监测与脏器支持。ICU 内不但有专业的危重症医务人员，且配备十分完善而先进的医疗设施和仪器，对患者进行比在普通病房更为强大的监测和治疗。

高级、高效、高强度的医护人力投入，高精尖设备 24 小时持续监测及应用，多脏器衰竭后的全面药物支持，必然会产生比普通病房高得多的医疗花费。

一切为了护佑健康，相对于费用，医生更重视对重症患者的早期评价及治疗介入时机，如果在疾病恶化早期进行干预，不仅治疗花费更低，且患者的治疗效果会更理想；反之，如果延误至各脏器功能恶化到不可逆转的阶段，能得到的只有无尽的惋惜和遗憾。

ICU 内有哪些必备设备

◎ 每张监护病床配备完善的功能设备带或功能架，提供电、氧气、压缩空气和负压吸引等功能支持。每张监护病床装配 18 个以上电源插座、2 个以上氧气接口、2 个压缩空气接口和 2 个以上负压吸引接口。ICU 应有备用的不间断电力系统和漏电保护装置；每个电路插座都应在主面板上有独立的电路断路器。

◎ 应配备适合的病床及防压疮床垫。

◎ 应配备床旁监护系统，进行心电、血压、脉搏、血氧饱和度、有创压力监测等基本生命体征监护。为便于安全转运患者，每个 ICU 病区应至少配备 1 台便携式监护仪。

◎ 三级医院的 ICU 每张监护病床应至少配备 1 台呼吸机；二级医院的 ICU 可根据实际需要配备适量的呼吸机。每张监护病床配备简易呼吸器。每个 ICU 病区至少配备 1 台便携式呼吸机。

◎ 每张监护病床均应配备输液泵和 4 台以上微量泵，同时配备一定数量的肠内营养泵。

◎ 其他必备设备包括心电图机、血气分析仪、除颤仪、心肺复苏抢救设备（如喉镜、气管导管、简易呼吸器、各种管道接头、急救药品及其他抢救用具）、支气管镜、电子升降温设备、物理排痰装置、用于血栓预防的电动气压泵等。三级医院必须配备血液净化装置、血流动力学与氧代谢监测仪等设备。

ICU 内的噪声应控制在什么水平

世界卫生组织和世界环境保护组织建议医院的噪声在白天不超过 40～45dB，夜里最好低于 35dB。

我国规定的医院噪声环境控制分高、中、低三种标准（我国医院多在闹市区，噪声控制不是医院能完全控制的），《民用建筑隔声设计规范》（GB 50118—2010）中关于医院病房和医护人员休息室的噪声控制标准如下。

高要求标准：昼间≤40dB，夜间≤30dB。

低限标准：昼间≤45dB，夜间≤35dB。

ICU 内如何预防感染

布局合理

ICU 的整体布局应划分为医疗区、办公区、污物处理区和生活辅助区等功能区域，各区域相对独立，以减少干扰并有利于控制感染。医疗区的床位应合理安排，设有单间病房安置感染患者，从而预防交叉感染。

室内空气净化与消毒及效果监测

通过各项消毒措施，应最终使 ICU 室内空气细菌总数≤200cfu/m^3，物体表面细菌总数≤5cfu/cm^2，从而预防交叉感染。

空气净化 可装配空气净化系统，根据需要设置空气净化等级；必要时能够保证自然通风。

空气消毒 可采用紫外线辐照及药物熏蒸、喷雾等方式进行室内空气消毒。

医疗用品的清洁与消毒

患者所用的医疗用品，应及时送供应室消毒处理；用后的一次性医疗用品，应在科室进行初次消毒后，由供应室收回并集中销毁，从而预防交叉感染。

医疗设备与器械的清洁与消毒

患者所用的各种医疗设备及器械应严格、有序地进行消毒；ICU 的工作人员应严格执行手卫生及探视等相关规定；正确、合理应用抗生素，防止患者发生肠道内菌群失调，加强细菌耐药性监测。

ICU 应当合理规划包括人员流动和物流在内的医疗流向，为医务人员、患者和医疗污物等设置符合医院感染控制相关要求的进出通道。建议设置洁净物品供应通道，设置或预留自动化物流传输通道。

ICU 内有哪些抢救设备

◎ 床边多功能心电监护仪
◎ 呼吸机
◎ 心肺复苏抢救设备
◎ 心电图机
◎ 除颤仪
◎ 输液泵
◎ 微量泵
◎ 肠内营养泵
◎ 气管插管及气管切开所需急救器材
◎ 支气管镜
◎ 血气分析仪
◎ 血液净化装置
◎ 超声诊断仪
◎ 物理排痰装置
◎ 电子升降温设备
◎ 体外膜氧合设备

ICU 的病床应该具备哪些功能

ICU 中的病床是 ICU 中一种必备的医用设备。由于 ICU 面对的是特殊的危重患者，很多处于休克等生命垂危状态，因而病房护理工作复杂而艰辛，对病床的要求也非常严格，具体如下。

多体位调节

采用安全可靠、性能稳定的医用静音电机，全电动控制床体的整体升降、背板及大腿板的升降；可调至心肺复苏位（CPR）、心脏椅位等体位，满足临床需要。

翻身辅助

ICU 中有很多深度意识障碍的患者，不能自主翻身，需要由护理人员帮助其经常翻身、擦洗，以预防压疮。在没有辅助设备的情况下，通常需要 3～6 名护理人员协作才能为一个患者翻身、擦洗，这会给护理人员的工作带来很多不便。现代标准的 ICU 病床，通过脚踏或手持控制，很容易帮助患者实现翻身。

操作便利

ICU 病床可以多方位控制床体运动，床两侧护栏、床尾板、手持控制器、两侧的脚踏控制器等都设有控制功能，护理人员可以按照护理抢救的最便捷性来简单操作和控制病床。另外，ICU 病床还有一键复位和一键体位、离床报警等功能，用于监督康复期患者的运动。

精确称重功能

ICU 患者每天都需要进行大量液体交换，对于医生来说，精确计算患者的入量及出量至关重要。传统的操作是人工记录液体出、入量，但是这样容易忽略汗液的分泌或者机体内部脂肪的快速燃烧消耗。ICU 病床精确的称重功能可以实现对患者进行持续重量监测，医生可以方便对照前后数据差别，据此及时调整治疗方案，可以完善患者治疗中体重变化的数据管理。目前主流 ICU 病床的称重精度已达到 10～20g。

背部 X 线摄影

危重患者的 X 线检查可以在 ICU 完成，ICU 病床背板配置了 X 线片盒滑轨，不移动患者便可使用 X 线机进行近全身影像学检查。

灵活的移动和刹车

ICU 病床可以灵活移动并具有稳固的刹车固定功能，这样便于抢救和院内转运等。ICU 病床多使用中央控制刹车、医用万向车轮。

什么是耐药菌、为什么 ICU 中经常出现耐药菌

什么是耐药菌

长期应用抗菌药之后出现的对相应抗菌药产生耐受能力的微生物，统称为耐药菌。多重耐药菌，简称 MDR，指细菌对三类或三类以上抗菌药同时出现耐药。其中“三类”是指三类药物，并不是同一类药物的三种，比如细菌同时对大环内酯类、碳青霉烯类、氟喹诺酮类等耐药。多重耐药菌都有高危因素，这样的患者近期都反复应用广谱抗菌药，同时可能有脏器功能损害。

为什么 ICU 中经常出现耐药菌

ICU 患者病情较重、免疫力低下、应用广谱抗菌药、住院时间长、侵入性操作多，因此感染耐药菌的机会比普通患者多。面对 ICU 患者，临床医生在经验性使用抗菌药时偏向选用超广谱抗菌药，又会出现抗菌药选择作用和选择性压力（恶性循环）。

2 第二章

ICU 患者及家属的常见疑问

为什么 ICU 内不能使用移动电话

影响仪器监护、干扰患者的治疗

有些 ICU 患者生命体征不稳定，但神志清醒，想和家人保持联系；还有些 ICU 患者想上网了解一下外面的世界，然而 ICU 的医生和护士总是告诫他们移动电话会干扰医疗仪器，不能在 ICU 里使用，这是为什么呢？

目前的移动电话和基站均使用电磁波来传输信号，与医疗设备所使用的频率几乎相同。移动电话在待机状态也会发射电磁波，在通话期间发射的功率更高，可能对医疗设备产生不利影响。一项荷兰的研究发现，与移动电话距离非常近时，医疗设备容易受到电磁干扰，因此二者有必要保持 1m 以上的距离。

侵犯患者隐私

不允许患者在 ICU 里使用移动电话的另一个原因是现在的移动电话都带有摄像功能，而 ICU 里的危重患者每天都要进行各种治疗和护理，如果未经允许进行拍摄，很可能侵犯其他患者的隐私。

可能导致交叉感染

研究发现，90% 以上的 ICU 工作人员的移动电话能培养到细菌，且多为院内感染菌，有不同程度的耐药现象。

随着医疗技术的进步，移动电话本身也将成为医疗设备的一部分，ICU 能否使用移动电话将变成一个伪命题。医务人员应注意保持移动电话的清洁，患者或家属在 ICU 内文明规范、按院规使用移动电话，或许才是一个双赢的好办法。

为什么患者需要使用呼吸机

所有进入 ICU 的患者，几乎都会面临心肺衰竭的风险。肺的功能是吸入氧气和排出二氧化碳。如果呼吸衰竭，患者会极度缺氧、二氧化碳潴留，表现为呼吸急促、喘息、气短等呼吸窘迫症状，严重者会出现昏迷。

为了帮助呼吸衰竭的患者通气，帮助患者吸入氧气，排出二氧化碳，就需要用到呼吸机。人平时吸气的过程是这样的：大脑意识到要吸气了，发放指令给胸廓的呼吸肌，呼吸肌（包括肋间肌、膈肌）收缩，使整个胸廓扩张，胸腔里产生负压，大气压会把气体“压”进肺部。所以正常的吸气是负压驱动的。

呼吸机是正压通气，通过呼吸机给予一定压力，直接把气体打入肺部。呼吸机本身会带来并发症，如导致气压伤、容积伤、呼吸机相关性肺炎等。

如果患者昏迷，且没有自主呼吸（如脑疝患者），那么使用呼吸机就不会出现人机对抗。但如果患者是清醒的，有自主呼吸，就要人机协调才行，否则患者自己想呼气，呼吸机正好给体内打气，那就很难受。医生会酌情使用镇静药或通过调整呼吸机参数，减少人机对抗。

什么情况下需要镇痛、镇静

在 ICU，医生和护士会为了缓解患者的疼痛、焦虑、紧张等使用镇痛剂、镇静剂或抗精神病药。

镇痛剂

可以用来帮助预防和控制疼痛，如对乙酰氨基酚、布洛芬、吗啡、氢吗啡酮和芬太尼类药物。

镇静剂

可以用来帮助缓解焦虑、紧张、不安或恐惧，如异丙酚、劳拉西泮、咪达唑仑。

抗精神病药

可以用来帮助预防或治疗患者因生病而出现的精神错乱，如氟哌啶醇、喹硫平和利培酮。

ICU 团队将根据不同患者的不同症状应用以上药物，让患者保持平静、舒适、配合的状态，并在需要时保持一定程度的清醒。大部分 ICU 患者可能接受持续镇痛、镇静治疗，医生和护士会每天中断镇静治疗来观察患者的神志变化情况。患者醒来时可能看起来很困惑或不舒服，但事实证明，每日唤醒计划有助于早期撤除呼吸机、早期发现病情变化、早日转出 ICU。

什么是输液泵、微量泵和营养泵，分别适用于哪些患者

输液泵、微量泵和营养泵是 ICU 中常用的设备，其中输液泵、微量泵主要用于精确治疗，营养泵主要用于提供营养。

输液泵

输液泵是一种能够准确控制输液速度或时间，保证药物能够速度均匀、剂量准确并且安全地进入患者体内的设备，是一种智能化的输液装置。它通常由机械或计算机控制，通过作用于输液导管，达到控制输液速

度和给药剂量的目的，常用于需要严格控制输液剂量和速度的情况，如在应用正性肌力药、镇痛药、镇静药，抗心律失常药时，或是为婴幼儿、老年人静脉输液，以及术中静脉麻醉时使用。

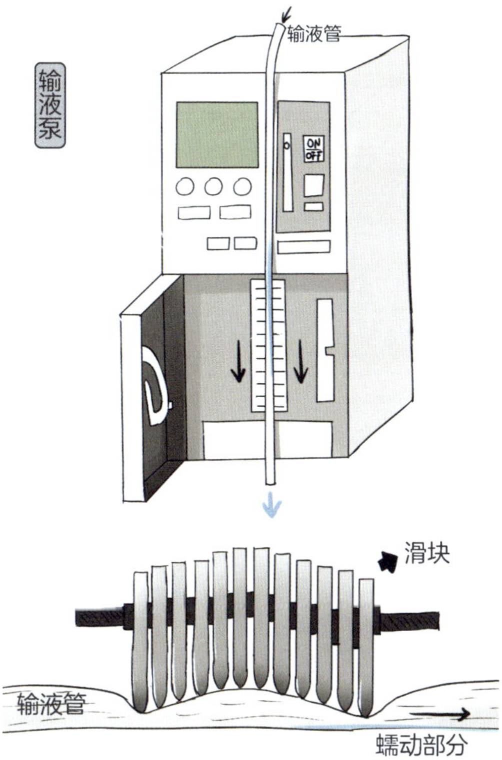

输液泵

微量泵

微量泵一般指微量注射泵，是一种较输液泵更精密的新型输液仪器，能精确、微量、均匀、持续地输出药物。它操作便捷，可定时、定量，并根据病情需要随时调整药物的速度、剂量，使药物在体内能保持有效的血药浓度，大量运用在抢救危重患者时，能够减轻护理工作量，提高工作效率，准确、安全、有效、及时地配合医疗抢救。

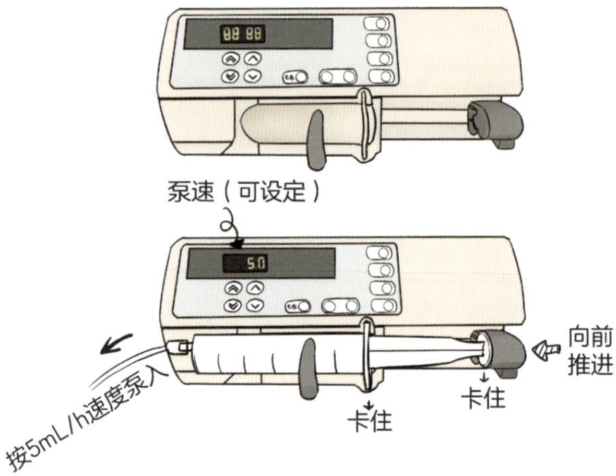

微量泵

营养泵

营养泵是一种可供鼻饲营养使用的特殊输液泵，可通过鼻饲管输入水、营养液和自制的一定浓度的流食。具有自动输注、输毕报警、压力报警、快排、加温、反轴等功能。

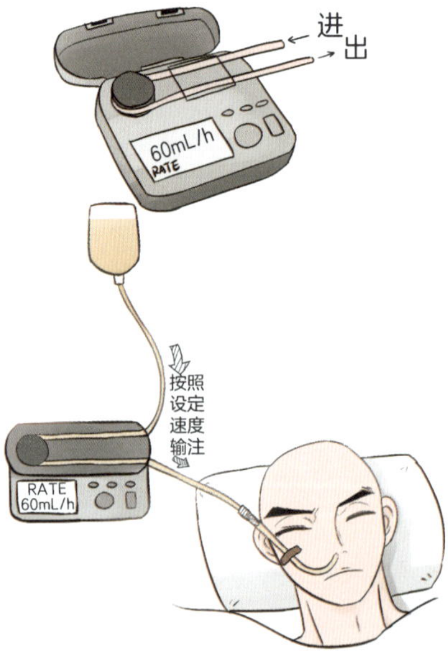

营养泵

什么是气管插管、气管切开，分别适用于哪些患者

什么是气管插管

气管插管是一项会让患者感到不适的急救措施。人体和呼吸机是分开的，呼吸机如何才能把气体打入肺部呢？那就需要借助一个气管导管。医生首先将喉镜插入患者口中，把患者的舌根、会厌挑起来，看到声门后，再把一个长约 30cm，直径约 1cm 的气管导管经患者口腔放入，直达声门，过了声门后进入气管。

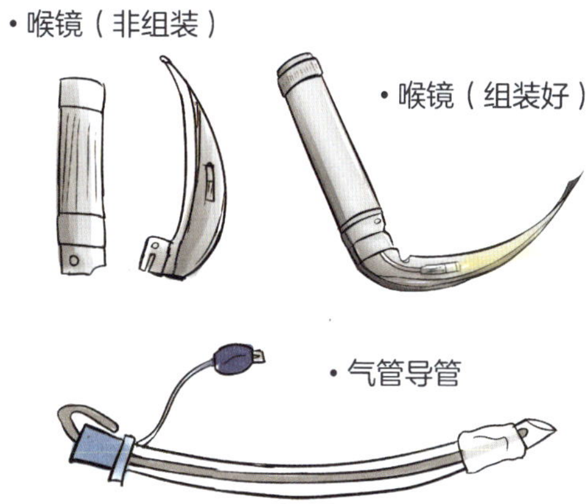

气管插管的设备

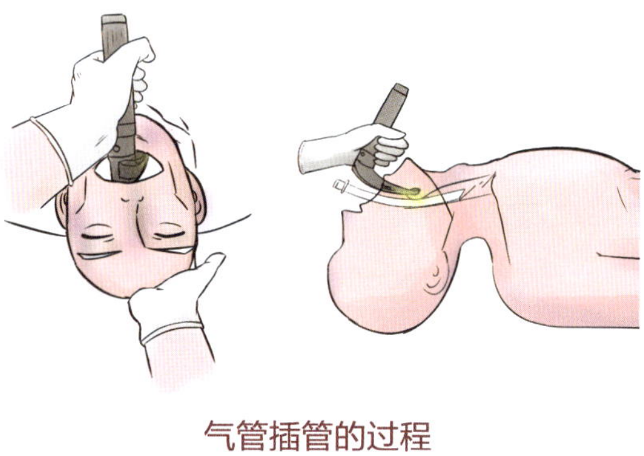

气管插管的过程

气管插管过程对于患者来说是很难受的，试想一下，平时我们吃饭有一粒米饭不小心呛入气管，都会呛咳到飙泪。如果是一根手指般粗细的导管插入气管，难受的程度大家应该能想象到。为了减轻患者的不适，往往需要在进行气管插管之前给患者使用一些镇静药或镇痛药，如咪达唑仑、吗啡、瑞芬太尼。在用药后，患者会很快失去知觉，从而可以耐受气管插管操作。这些药物大大减轻了患者的痛苦。

完成气管插管后，就可以将呼吸机与气管导管连接，呼吸机的气体可通过气管导管进入人体肺部，支持患者的呼吸。

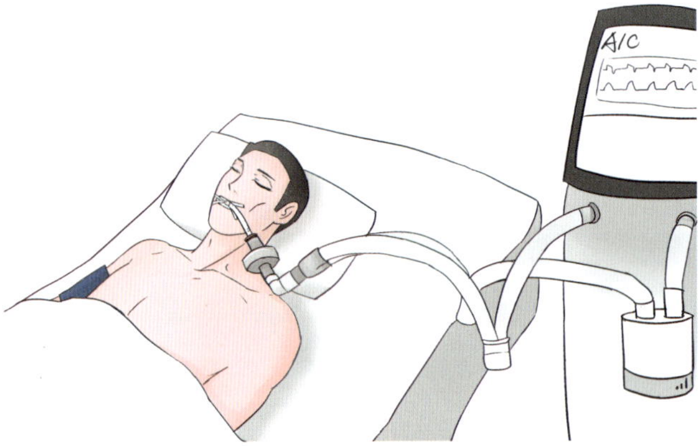

呼吸机连接气管导管

什么是气管切开

切开颈段气管，放入非金属气管套管或金属气管套管，是解除喉源性呼吸困难、呼吸功能失常或下呼吸道分泌物潴留所致呼吸困难的常见方法。目前主要有两种方式：一种是传统的外科直视下切开；另一种是使用 Seldinger 技术经皮扩张气管切开的微创手术。后者是 ICU 的主流选择，具有微创、操作快捷、安全等优点。

气管插管适用于短期内可以脱离机械通气的患者；气管切开主要适用于因短期内无法脱离机械通气或无气道清洁能力、需要长期留置人工气道的患者。

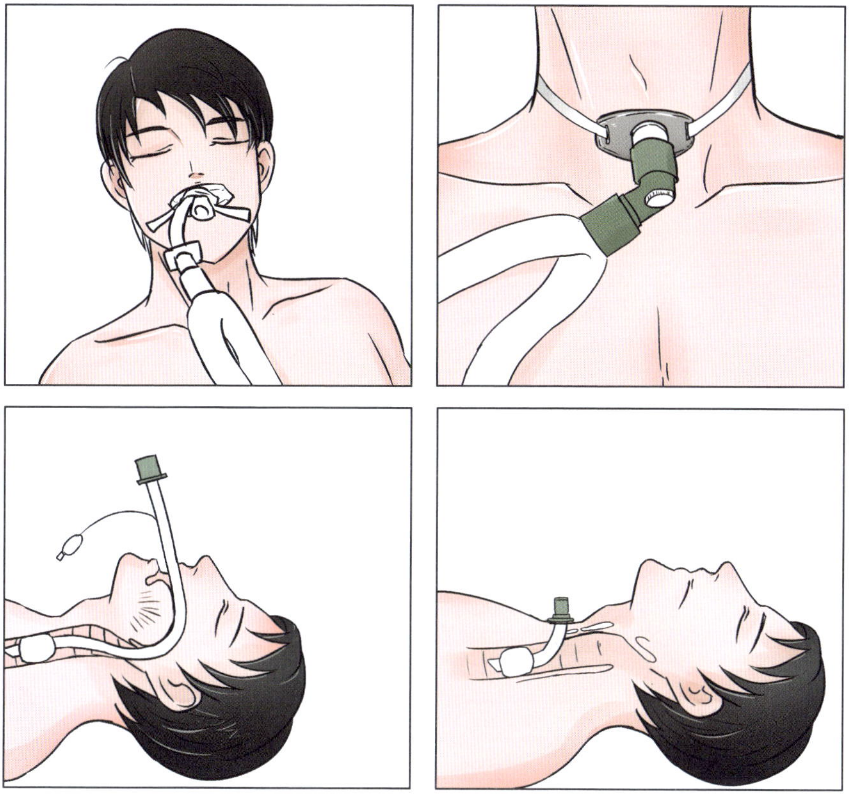

气管插管、气管切开

什么是经鼻高流量吸氧治疗、无创通气和有创通气，分别适用于哪些患者

经鼻高流量吸氧治疗（以下简称“氧疗”）由高流量输出装置，专业的加温、加湿系统和鼻塞系统组成，可提供 21%～100% 氧浓度、最高流量 60～80L/min、温度 37℃、相对湿度 100% 的氧疗。该装置在维持恒定氧浓度的同时，减少了鼻咽部的解剖死腔，产生一定的气道正压，可有效

提高肺泡通气量；加温、加湿的气体可以保护气道黏膜，进一步提高黏膜纤毛的清洁能力，并有助于降低上呼吸道阻力，改善肺的顺应性，减少呼吸做功。

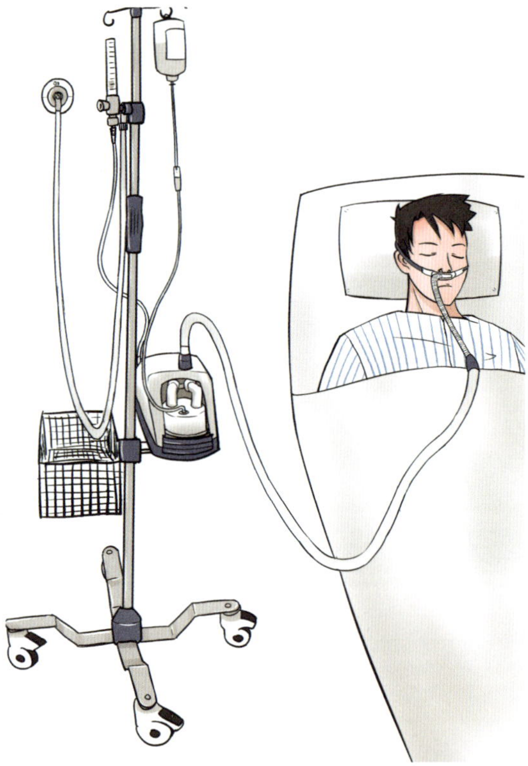

经鼻高流量氧疗

所有入住 ICU 的患者，几乎都会面临心肺衰竭的危险，为了帮助患者通气，需要进行气管插管，并用到呼吸机，这就是有创通气。无创通气与有创通气的区别在于仪器与患者的连接方式，无创通气通过鼻罩、面罩或头罩连接，未对患者使用有创操作，患者更舒适。

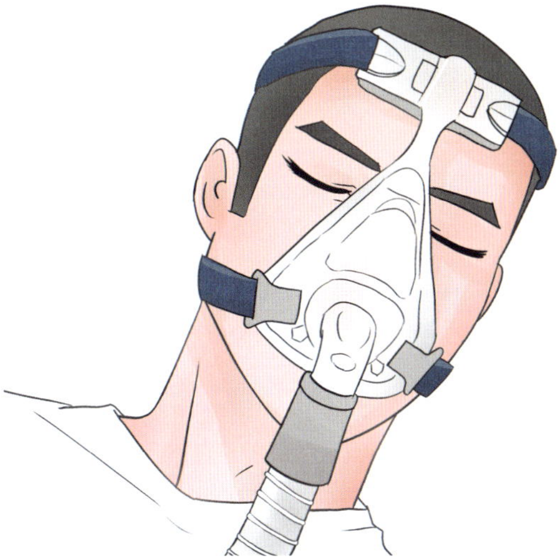

无创通气

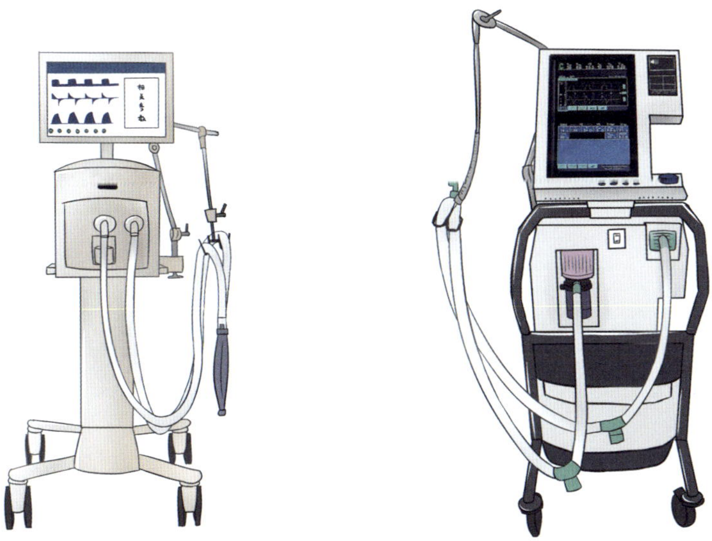

呼吸机

一般来说，如果使用高流量氧疗、无创通气 1～2 小时后患者的呼吸衰竭仍无法纠正，就应该尽早进行有创通气。

什么是人工肝

人工肝脏，简称“人工肝”，目前主要分为两类，即机械性（物理性）和生物性。

机械性人工肝

主要通过物理手段，利用特有的生物膜以及化学物质的吸附作用，清除患者体内对人体有害的物质，并向体内补充有益物质。

生物性人工肝

通过体外的生物反应器，利用人源性或动物源性肝细胞代替体内不能发挥正常生理功能的肝脏，具有一定的代偿功能。

人工肝的适应证 消化系统疾病，如急性肝衰竭、重症肝炎、肝性脑病、胆汁淤积性肝病、高胆红素血症；其他免疫相关性疾病，如系统性红斑狼疮、重症肌无力、白塞病。

从原理上讲，生物性人工肝更符合“人工肝”的名称。但由于生物性人工肝问题繁多，远没有达到临床要求，所以目前仍以物理性人工肝为主。人工肝的治疗技术包括血浆置换、血浆胆红素吸附、血液灌流、血液滤过、血浆滤过透析等。

血浆置换

是目前最常用的人工肝技术。经典的方法是将患者的血液通过导管从体内引流出来，通过一定孔径的半透膜，分离血浆和血细胞成分，弃去过滤出的血浆，把血细胞成分以及补充的白蛋白、新鲜血浆、平衡液等回输至体内，以达到清除致病因子的治疗目标。随着技术的进步，现在不但可以分离全血浆，还可分离出某一类或某一种血浆成分（双重血浆置换），从而能够选择性或特异性地清除致病因子，进一步提高疗效，减少并发症，解决了血制品稀缺的问题。目前多采用膜式血浆分离器，孔径大小可允许血浆滤过，但能阻挡所有血细胞成分。

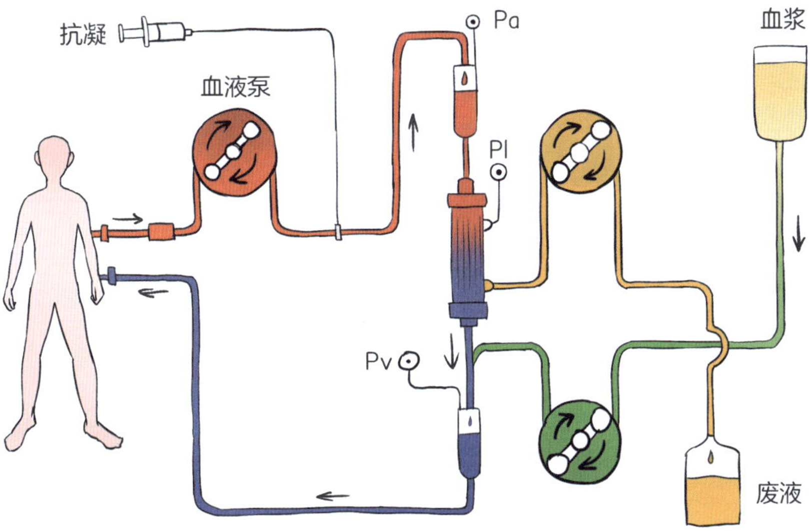

血浆置换

什么是人工肾

如果患者感染严重，或者本身有肾功能不全，有可能对肾脏造成新的打击，引起急性肾衰竭、无尿、内环境紊乱。这时候就需要进行肾脏替代治疗（CRRT），即“人工肾”。

所谓“肾脏替代治疗”，需要用到一台机器（床旁血滤机）。医生会对患者进行深静脉穿刺，向静脉里置入一根直径 4mm 左右的导管，这根导管会连接血滤机管路。启动后，血滤机通过导管把血液引流出来，再将过滤干净（模拟肾脏功能）的血液输回体内。这项治疗能清除血液中的炎症介质、毒素等致病物质，因此也叫“血液净化治疗”。

ICU 的床旁血滤机与透析机原理差不多，都具有替代肾脏功能的作用。但是 ICU 的床旁血滤机出血速度比较慢，工作速度也比较慢，经常是 24 小时不间断运转，血容量变化小，可减少对危重患者血压的冲击。肾内科的透析患者，通常每周透析 3 次，每次 4～5 小时，透析速度很快、引起的血容量变化普通患者能承受，但危重患者不一定能承受。若给 ICU 患者应用透析机，可能诱发一些严重并发症。

人工肾的治疗对象是血液，分离并清除血液中存在的致病物质是其治疗的目的，因此适用于治疗很多疾病。

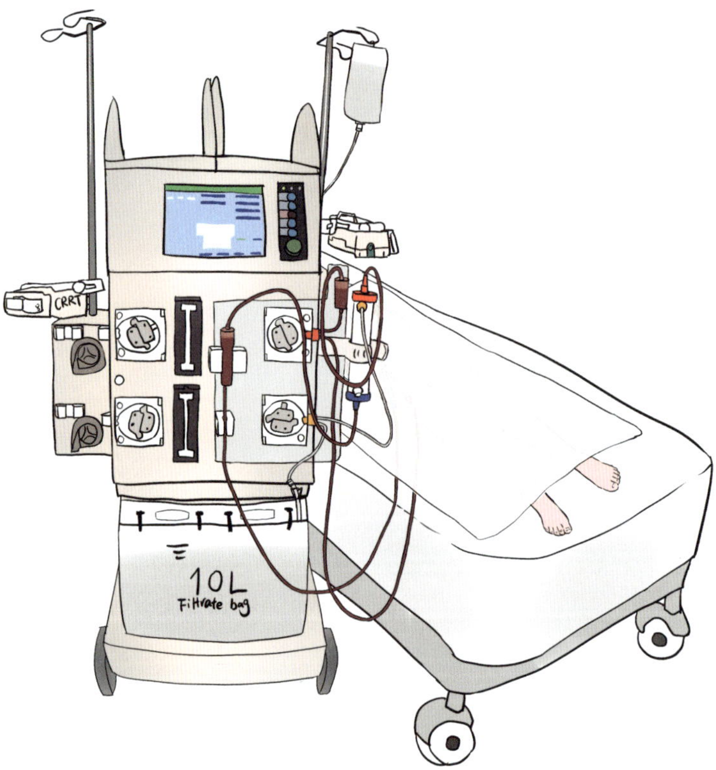

肾脏替代治疗

什么是人工心肺

人工心肺，又称体外膜氧合（ECMO）。当呼吸机已经不能满足严重呼吸衰竭患者的基本氧气需求时，就必须为其提供进一步的支持，此时只有使用 ECMO。ECMO 是肺支持的终极手段，原理是把患者静脉血液引流到机器上，在机器上进行氧合，氧气进入红细胞后，二氧化碳排出，机器再将血液回输至人体静脉，整个氧合过程不再依赖肺。

对于循环衰竭的患者，如暴发性心肌炎、急性心肌梗死、心源性休克患者，自身心脏功能不足以满足重要脏器供血时，可以使用 ECMO 将静

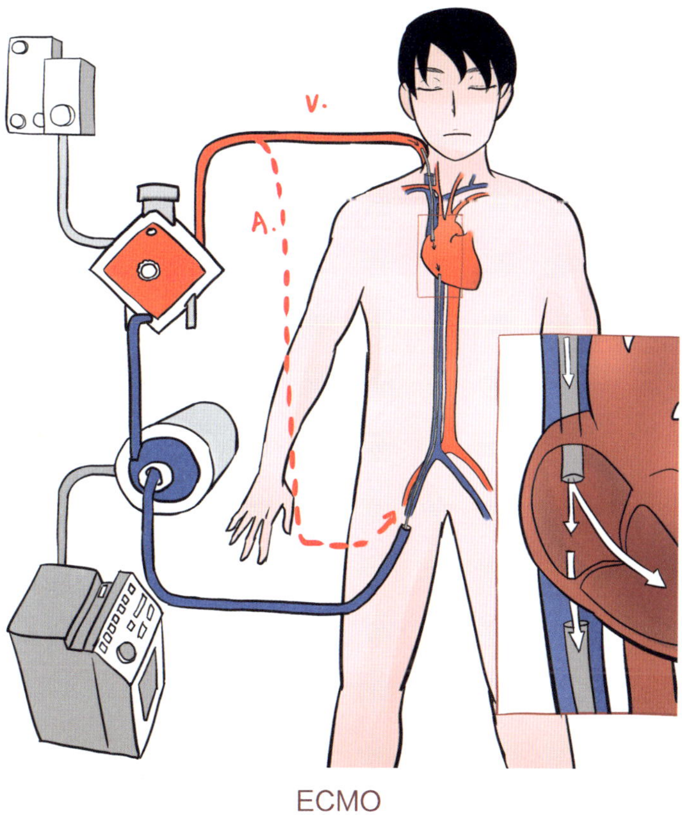

ECMO

脉血经氧合后回输至人体动脉，相当于给患者额外增加了一个“心脏”，即使心脏不再跳动，也能部分维持有效的心排血量，帮助其向全身输送血液。

ECMO 上机费预计 6 万，以后每天的费用大约是 2 万，目前医保已经可以报销大部分费用。如果是急性病，有希望逆转，可以应用 ECMO 过渡一段时间，等到基础病因好转后再撤掉 ECMO。但如果是一些终末阶段的患者，不建议使用 ECMO。因为 ECMO 并非治疗手段，仅是支持手段。如果病因无法去除，患者难道要永远依赖 ECMO 吗？很不现实。使用 ECMO 需要对患者进行动脉、静脉穿刺，尽管是微创，但仍是有创操作。

如何作出合适的医疗决策

在 ICU，对亲人的治疗目标作出决定，对每个人来说，都是生命中最私密、最艰难的时刻。

虽然你可能感到孤独，但 ICU 团队会与你共担决策过程的艰辛，并帮助你和你所爱的人走过每一步。

如果患者是在没有前期讨论下被送入 ICU，病情预计不会好转，你希望他得到怎样的治疗？这个问题相信你从未考虑过，也从未与亲人讨论过。

有些人想要进行非常积极的治疗，不管结果如何；相反，如果治疗后无法认出自己的家人和朋友，或者无法与家人和朋友沟通，或者无法照顾自己，那么在另一些人看来这样的生活失去了意义，于是选择消极治疗。

在入住 ICU 前，理想的状态是公开交流患者的意愿，但这并不总是可行的。虽然提前指示可以帮助实现患者的愿望，但它们可能不够具体，不足以解决 ICU 中可能发生的每一种情况。确定一个非常了解患者并了解患者可以接受的生活质量的人很重要，这个人可以在每个决策过程中给予帮助。当你尊重了患者的信念，并根据这些信念采取了行动，这将有助于为患者提供安慰和帮助。

当我们的亲人面临死亡时，我们感到已经为他们做了所能做的一切，这对所有人来说，都很重要。与 ICU 医护人员的密切沟通有助于使这一过程更加舒适。你不必觉得自己承担了决策的重担。有时家庭成员没有讨论过危重疾病的问题，有时患者的身体状况非常复杂，只有经历过类似情况的 ICU 医护人员才能评估患者生存和痛苦的可能性。

在许多文化中，决策的责任在于医疗团队。对于任何面临这些艰难决定的人来说，允许 ICU 医护人员在家人的参与下作出决定，可能是最有同情心和最适合的方法。ICU 医护人员可以减轻你对疼痛的担忧，提供支持，并尊重患者和家人的意愿。他们可以解释如何提供所有适当的护理来挽救患者的生命，以及在不可能的情况下如何让所爱的人从无痛、安全的状态中过渡到平静的死亡。

什么是脑死亡

尽管伴随着医疗技术的进步和医疗团队的努力，有时能够创造奇迹，但医生和医疗保健提供者并不总是能够拯救患者的生命。如果没有生命维持设备，严重颅脑损伤患者无法自主呼吸或维持心脏跳动，就会出现如何判定死亡的情况。传统上，死亡被定义为生命功能不可逆转的丧失，如呼吸和心跳停止。

脑死亡，规范的名称为“神经学标准死亡”，是一种医学诊断，并得到法律承认。作出脑死亡的诊断意味着患者没有康复的可能性，而且没有机械帮助就不能维持呼吸和心跳。如果没有呼吸机来支持患者的呼吸，或者没有静脉注射药物来维持患者的血压，呼吸和心跳就会停止。当患者的大脑停止工作时，即使机器正在进行辅助呼吸、心脏仍在跳动，也不会有任何形式的思维活动。即便在有人工和机械支持的情况下，这些患者的所有身体功能依然会相继出现恶化和停止。

在被诊断为脑死亡后，如果要进行器官捐献，患者的器官功能（心、肺、肾和肝等）可以通过人工干预得到支持。继续采取器官支持措施的唯一原因是患者愿意成为一名器官捐赠者，支持性措施一般需要在 ICU 开展。

出于其他原因继续维持生命支持在医学上被认为是不合适的，并且有悖医学道德。同样，更多的侵入性干预措施，如放置喂养管，也是不合适的。

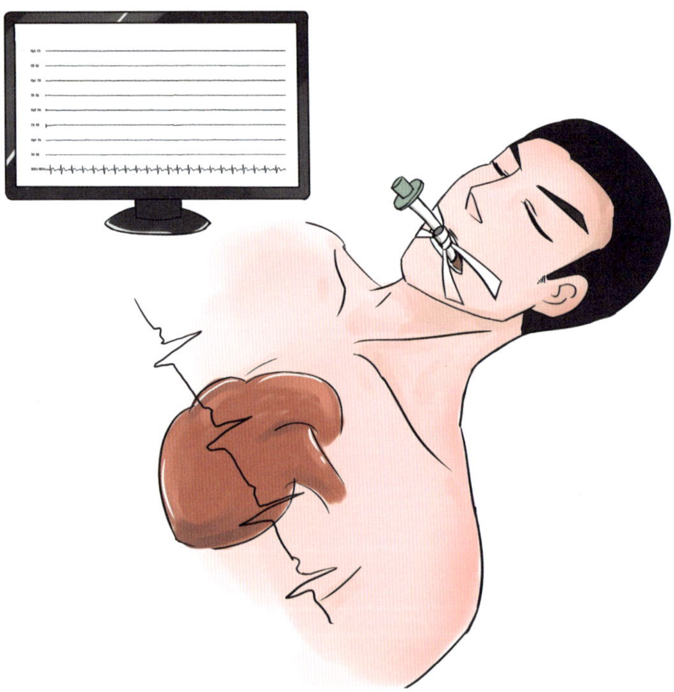

脑死亡的判定

脑死亡的常见原因有哪些

呼吸和心跳是复杂的功能，由大脑许多区域控制，其中最重要的部分被称为“脑干”。对包括脑干在内的整个大脑造成灾难性和不可逆损害的原因如下。

◎ 高空坠落、交通事故、打架斗殴等造成的重度创伤性脑损伤。

◎ 脑组织长时间缺氧，通常是在心或肺功能长时间停止后，如溺水、误吸、急性气道梗阻等导致的窒息。

◎ 催眠药、镇静药过量导致的呼吸抑制。

◎ 脑肿瘤、颅内感染、严重脑梗死或脑出血、颅内静脉窦血栓形成等造成脑部严重肿胀，导致中枢神经系统功能衰竭。

如何判定脑死亡、由谁判定脑死亡

如何判定脑死亡

应根据神经学标准判定脑死亡，患者应该有明确的迹象表明，在排除药物导致的因素外，出现如下症状。

◎ 不可逆转的昏迷或缺乏意识和觉醒，即使是最痛苦的刺激也完全没有反应。没有睁开眼睛、四肢退缩，也看不到疼痛的迹象。

◎ 缺乏来自脑干的反射，如咳嗽和呕吐。一些患者可能对神经刺激产生手臂或腿部运动，但这些反射来自脊髓而不是来自大脑或脑干。

◎ 没有自主呼吸，甚至没有尝试呼吸。呼吸暂停测试可证实这一点。在呼吸暂停测试中，在呼吸机停止运行后密切观察患者。如果上述测试不能可靠地执行或评估，则可能需要进行额外测试。医生可能需要检查患者大脑中的血液循环，可以使用脑部 X 线、超声或脑部 CT，也可以用脑电图（EEG）追踪脑电波，明确大脑中是否存在任何形式的电活动。

由谁判定脑死亡

脑死亡判定是一项严谨的医学和法律程序，涉及严格的临床评估和辅助检查。中国的脑死亡判定标准基于医学指南，尚未成为全国性法律，但在临床实践中被广泛采用。脑死亡判定人员资质要求如下。

专业要求 ①由神经内科 / 外科、重症医学科或急诊科医生主导；②参与人员需要接受过脑死亡判定专项培训并具备相应资质。

团队要求 ①由至少 2 名以上医生独立完成脑死亡判定，且他们与器官移植团队无利益关联；②部分国家或地区要求伦理委员会或法医参与监督脑死亡判定的过程。

神经系统损伤患者应该何时进行气管切开

1. 预期 1～2 周内无法清醒的脑干损伤、丘脑损伤、弥漫性轴索损伤等深度昏迷患者以及脑挫裂伤、脑出血导致脑疝的术后患者，应尽早进行气管切开。

2. 原有肺部疾病，或有较长时间的吸烟史，或误吸严重等，预期短时间内无法清醒，容易出现肺部感染、呼吸不畅的患者，应尽早进行气管切开。

3. 颅底骨折、口鼻出血量大、存在意识障碍、容易误吸的患者，应尽早进行气管切开。

4. 颅后窝肿瘤术后损伤后组脑神经、脑干出血等原因造成患者咽反射明显减弱或消失，应尽早进行气管切开。对于累及后组脑神经（舌咽神经、迷走神经）的肿瘤术后气管插管患者，神志清醒后咽反射不明显的，可适当调整气管插管，刺激患者看其有无咽反射。如无明显咽反射，拔管后可能出现由于误吸等造成的窒息，对于这部分患者，应根据具体情况考虑气管切开的时机。

5. 对于硬膜外血肿导致的脑疝，如脑疝出现时间较短且患者已进行手术治疗，可根据术后意识恢复情况决定是否进行气管切开。有时患者术后 1～2 天即可清醒，则不必进行气管切开。

在什么情况下使用人血清白蛋白可以医保报销

除急救、抢救时使用外，其他情况下使用血液制品、蛋白类制品是不能通过医保报销的。《国家基本医疗保险、工伤保险和生育保险药品目录（2021 年）》中人血清白蛋白使用限制为：限抢救、重症或因肝硬化、癌症引起胸腹水的患者，且白蛋白低于 30g/L。

一般来说，患者病危时需要静脉输注人血清白蛋白时，医生可以直接开医嘱从医院药房取药；如果患者血浆白蛋白水平高于临界值，患者家属可以从院外药房自行购买人血清白蛋白。

医院为什么不提供足量的人血清白蛋白呢？因为绝大多数住院患者在急性发病时会出现低蛋白血症，病情稳定的患者可以通过增加营养纠正，并不需要直接输注人血清白蛋白。另外，很多患者及家属将人血清白蛋白视为一种营养品，认为多输注会对身体有益而有可能导致药品滥用。

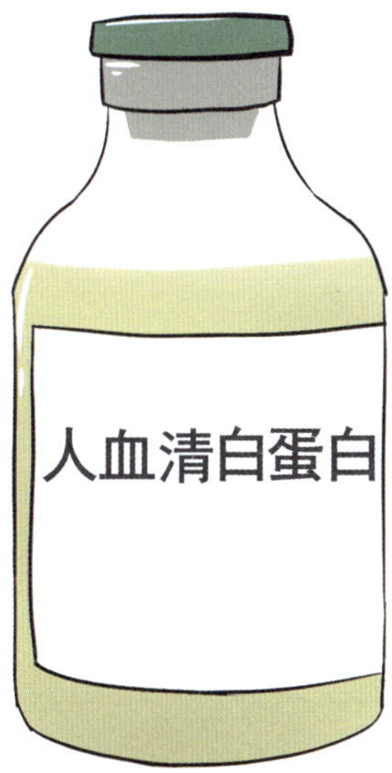

人血清白蛋白

ICU 患者为什么会发热

什么是发热

在致热原的作用下，人体体温调节中枢的调定点上移，引起调节性体温上升，超过正常上限 0.5℃就是发热。口腔温度在 37.3℃以上，肛温在 37.6℃以上，且 24 小时内温差波动在 1℃以上，则为发热。

发热的常见病因有哪些

发热是 ICU 患者的常见并发症，约 50% 的患者会出现一次或多次发热。发热常见病因分为感染性及非感染性两类，感染性发热多见于明确感染、外科手术后；非感染性发热多见于术后吸收热、中枢性高热，以及由癌症、风湿、免疫等疾病引起的发热。

发热的过程可以认为是一种自我保护，从理论上讲可增强人体抗感染的能力，所以不是所有发热都需要马上纠正，除非是那些会影响患者生命体征的发热。

发热持续不退时需要关注哪些问题

◎ 病情持续加重，由感染转为脓毒症。

◎ 非感染性疾病被误诊为感染性疾病并给予相应处理。

◎ 感染的致病微生物对药物不敏感或抗生素应用单一、剂量不足。

◎ 在感染的基础上合并药物热，或合并二重感染。

◎ 中枢性高热的可能性被忽视。

◎ 感染灶引流不充分。

为什么部分 ICU 患者的眼睛会被胶布粘住

ICU 患者眼部最容易受到伤害的部位是角膜，由各种原因引起的眼睑闭合不全，被称为暴露性角膜炎，这会使角膜暴露、瞬目反射减弱或消失，泪液不能正常湿润角膜而导致角膜上皮损伤。暴露性角膜炎发生 4 小时即可引起角膜擦伤、溃疡、穿孔甚至失明，降低了患者的生存质量。

ICU 患者发生暴露性角膜炎的常见原因

瞬目反射减弱或消失 瞬目反射可保护眼球免遭物理性和生物性伤害，保持角膜湿润，防止其干燥；同时抑制细菌生长、润滑眼球表面。由于 ICU 患者大多处于昏迷状态，瞬目反射减弱或消失，该保护机制被极大削弱，所以容易出现暴露性角膜炎。

外部侵袭因素增加

药物：神经阻滞剂以及肌肉松弛剂会降低眼轮匝肌的紧张性收缩，眼球的随意运动和瞬目反射减少；另外一些药物可导致泪液分泌减少，使角膜干燥状况进一步加重。

机械通气：ICU 患者大多会使用呼吸机辅助通气，而呼气末正压通气会产生较高的胸腔内压力，血液滞留于静脉，易引起球结膜水肿。此外，为了防止气管导管脱出，会使用胶布或绷带固定，捆扎过紧会影响头面部静脉回流，使眼压增高，结膜充血、水肿，进而引起眼睑闭合困难。

疾病因素：有一些疾病容易引发暴露性角膜炎，包括头面部损伤、甲状腺功能亢进、Parry-Romberg 综合征（面部偏侧萎缩）、贝尔麻痹（Bell palsy，即特发性面神经麻痹）、脑神经麻痹等。

其他：若机械通气患者采取俯卧位，会发生严重的面部水肿及结膜水肿，很容易引起暴露性角膜炎。此外，若患者大量补液，或者存在代谢障碍，也会引起球结膜和眼睑水肿，导致角膜暴露，进而引起暴露性角膜炎。

暴露性角膜炎的常见处理措施

◎ 以红霉素眼膏涂抹眼部。
◎ 以生理盐水纱布覆盖眼部。
◎ 以胶布粘贴眼部，使双目闭合。

鼻饲饮食的注意事项有哪些

ICU 患者病情危重，大多数处于昏迷或镇静状态，因此完全没有饮食和语言功能，只能靠鼻饲饮食来维持生命。有些颅脑疾病患者康复回家后也需要长期用到鼻饲饮食，以下为一些鼻饲饮食的注意事项。

胃管能保留多久

普通的鼻饲胃管只能保留 1 周，硅胶的胃管可以保留 1 个月，换胃管时要从另一侧鼻孔插入。

鼻饲饮食的适宜温度是多少

通常认为以 38～40℃为宜，实际上温度可以适当低一些，因为昏迷患者的黏膜比较脆弱，温度太高容易使黏膜受损。

鼻饲时可以喂什么食物

较为常用的是混合奶和匀浆饮食，首次或者第一天饮食时，一般建议用米汤。首次如果采用牛奶，会有人因空腹进牛奶而发生腹泻或者因乳糖不耐受而影响鼻饲饮食，米汤则不会有过多不良反应。

匀浆饮食则可以用平常吃的所有食物（除患者可能过敏的食物外），如米饭、鱼、虾、鸡蛋、面条、鸡肉、猪肝、蔬菜、豆浆、果汁，只要做到无渣就能通过鼻饲管喂食，营养相对均衡。匀浆饮食应注意以清淡为主，可以加少许盐和油。

鼻饲饮食的量以多少适宜

一定要少量、定时，一般每 3～4 小时进食一次即可，每次注入的量不能过大，否则容易引起反流，也容易让胃蠕动减弱，致胃瘫。

其他注意事项

回抽胃管 每次鼻饲喂食之前一定要回抽胃管，即使不喂食，也要每 4～6 小时回抽一次，观察胃液量及性状，如果潴留较多就应暂停鼻饲。一定要少量多次地注入，最好能适当按摩一下患者的腹部，增加肠道蠕动，防止或减轻便秘。

体位 意识障碍患者的吞咽、呛咳能力减弱，消化能力也大幅下降，因此一定要注意鼻饲时将床头抬高 30°～45°，避免因反流引起误吸。

为什么有些患者不肯转入 ICU

临床工作中经常遇到患者病情较重，需要转入 ICU 加强监护治疗，但是部分患者及家属拒绝转入的情况，原因主要有如下几个方面。

经济原因

ICU 是医院中医疗救护能力最全面的科室，每个床单元配置的设备也是最好的，为提高治疗效果，所用的治疗和药物强度较大。因此，每天花费可能为几千元到几万元。

不能陪护

ICU 基本是封闭式管理，患者大多数病情危重，医务人员比较繁忙；有些清醒患者会感到痛苦、焦虑、孤独，压抑，让痛苦加倍。其实，伴随的还有家属的异常情绪，也会出现类似焦虑表现。

对病情感到绝望

患者或家属认为转入 ICU 就提示恢复无望，也就是所谓的“进得去、出不来”。其实，ICU 患者的好转率在 80%～90%，死亡率一般在 10% 左右，10% 的死亡率中还有一些是主动放弃治疗的。这样看来，绝大多数患者可以通过 ICU 的积极救治好转。

在此提醒患者及家属，在医生详细评估病情后，如果认为应该转入 ICU，大多数还是有希望的，如果希望不大，医生会明确交代。

ICU 患者如何解决排便问题

ICU 患者在入科抢救时会常规留置尿管，不用担心患者的小便问题。

如果患者没有意识障碍，医生会与患者充分沟通：“现在您的病情需要留置尿管，有创操作会对尿路造成刺激，所以总会产生想小便的感觉，但不用担心弄脏病床，正常排尿即可。”为什么 ICU 患者不能去卫生间如厕？

1. ICU 患者病情急危重，病情随时可能进一步加重，患者去卫生间如厕不利于风险管控。

2. 经过积极抢救，病情较前改善的患者，由于长时间卧位，可能因体位变化导致晕厥，产生其他不可预料的并发症。

对于 ICU 患者，24 小时出入量是需要每天重点评估的内容之一。

护士往往需要每小时进行尿量、尿液性状监测，最后统计 24 小时出入量情况。

患者卧床排便，ICU 中会有专人完成床边擦拭，方便医护人员观察并记录排便的性质、颜色、量，这可以为医生提供关于该重症患者泌尿、消化、循环、凝血等系统功能的重要信息，为制订有针对性的救治方案提供重要依据。

不可否认的是，对于一名神志清醒的患者，采用以上方式排便可能不太习惯。因此，在病情允许的前提下，医生往往会及时、尽快地拔除尿管，并为其安排尿壶、便盆等方式解决患者的如厕问题，从而尽量减少患者由此承受的不适及对心理的影响。

为什么入住 ICU 较长时间后患者会很虚弱

ICU 患者多数存在多器官功能障碍，同时伴有消耗增加、吸收能力下降，加上卧床时间较长导致运动能力下降，引起虚弱表型。ICU 患者的脆弱性指丧失生理和认知功能的临床现象，表现为受到相对较小的压力源（如感染、手术或创伤）却引起病情显著恶化。它具有至少 3 个特点，如体重异常减轻、疲劳、虚弱、行走速度减慢和体力活动下降等。这种虚弱表型会导致跌倒、频繁住院和死亡。

虽然这些特点在老年患者中较为常见，但近些年虚弱表型的年轻患者在 ICU 及围手术期科室逐渐增多。有项研究随访了年轻患者在入住 ICU 出院后的健康状况，虚弱表型患者 1 年生存率较低，1 年再住院率增加，出院后 6 个月的健康相关生活质量下降。

对此类患者可以采用预适应措施，详细了解这些虚弱表型患者的特点，以了解其生理储备下降的原因，进而可以在某时间点进行某方面干预，提高患者的生活质量，使再入院率下降。

针对 ICU 患者，需要关注哪些营养问题

◎ 应尽早开始肠内营养。

◎ 避免营养供给过度。

◎ 热量预算公式经常是不准确的。

◎ 利用适当时机增加肠外营养。

◎ 给予足够的蛋白质以抵抗分解代谢。

◎ 应常规控制血糖。

◎ 监测胃潴留量。

ICU 转出患者的年龄与死亡率有关吗

发达国家老年慢性病患者增加了对 ICU 床位的需求，这给个人和医疗系统带来了巨大负担。年龄是否应作为入住 ICU 的标准，目前尚有争论。有研究对入住 ICU 的成年患者出院后 3 个月和 3 年的短期和长期死亡率进行分析，结果显示住院总死亡率为 19%，3 个月和 3 年死亡率分别为 23.1% 和 39.7%。

入住 ICU 患者的生存时间：80～84 岁患者约 24 个月，85～89 岁患者约 10 个月，90 岁或 90 岁以上患者约 4 个月。出院的 85～89 岁患者生存时间为 35 个月，90 岁或 90 岁以上患者生存时间为 4 个月。

这些发现表明，死亡率随着年龄的增长而逐渐增加，80 岁及以上患者死亡率更高。

ICU 患者有哪些心理特点

近年来，ICU 患者在疾病发生、发展及转归过程中心理因素的变化引起人们越来越多的重视。ICU 内都是急危重症患者，尽管 ICU 内设备完善、医护团队素质极高、监测手段严密、个体化治疗得当，但 ICU 患者不良心理反应的发生率仍接近 50%。

ICU 综合征就是这类不良心理反应的统称，定向障碍、记忆和判断力受损、焦虑、恐惧和抑郁，甚至拒绝治疗，都是可能出现的情况，这也影响了 ICU 患者的预后。

焦虑、恐惧

由于 ICU 与普通病房不同，收住的都是病情危重患者，亲属不能在床旁陪护，患者较易产生焦虑、恐惧感。

不认同

急危重症初期，患者经过抢救，急性症状得到初步控制，患者认为自己的病情没那么严重，无须在 ICU 治疗。

抑郁

患者在进入 ICU 4～5 天后有可能出现抑郁状态，尤其是部分在职的患者，往往会担心留下后遗症而影响以后的工作、生活和社交。

急躁

患者会因对工作及家庭的担忧，气管切开、气管插管造成的不适，无法进行语言沟通，身体不适与心灵痛苦无法表达而产生急躁心理。

依赖心理

患者熟悉了 ICU 的环境、了解了 ICU 的救治水平，希望得到更全面的照顾，不愿医护人员离开病床，甚至离开自己的视线范围，进而不愿意离开 ICU，这样才觉得安全，生命才有保障。

患者通常需要在 ICU 住几天

由于医疗技术的进步和对脓毒症等疾病管理水平的提高，经过长期的复苏和治疗，越来越多的 ICU 患者在急性疾病期间得以稳定病情。这些患者会发生代谢、神经、内分泌、免疫和神经肌肉疾病，依赖 ICU 治疗，可能需要长期器官支持。这些患者常被描述为“慢性危重病”。这种新型患者的发展给 ICU 和出院后的护理、预后提出了新挑战。

人们总是讨论 ICU 内谁接受了多久的机械通气、谁进行了气管切开。然而，机械通气患者只是接受重症监护患者的一小部分。有研究者对重症监护天数进行了分层，包括了 34 696 名 65 岁以上的幸存者。这些患者中 88.9% 在 ICU 住院天数小于 6 天；1.3% 在 ICU 住院天数超过 21 天。

在 ICU 住院天数超过 7 天的患者中，无论是否接受机械通气，1 年内的死亡率每天都会增加 1.04%。因此，ICU 患者住院时间增加与较高的 1 年死亡率相关。但 ICU 患者的住院时间应由病情决定，一旦患者病情好转，应尽快转到有救治条件的普通病房。

如何配合 ICU 医生进行治疗

诚实和真实

要尽可能公开和诚实地告知患者或者自己的健康史和家族史。向医生提供的信息越多，对治疗的帮助越大。

利用等待的时间

最好在预约前至少 5 分钟到达，如果需要填写新的文件，应该提前 15 分钟到达。如果每个人都这样做，医生就会有更多的时间与患者或家属沟通，也会有更多的时间回答问题。

把你的问题列一张单子

如果没有一个完整有序的症状、主诉和问题列表，整个沟通过程效率会降低，意味着你得到正确诊断和准确用药的机会正在下降。为了避免这种情况，应把你的问题列一张单子，这样就可以快速准确地向医生提出问题。

缓解焦虑情绪

提前了解相关知识，进行心理建设，这样当患者的检查开始时，就不会感到非常紧张。

听从医生的建议

当患者或家属与医生沟通时，听从医生的建议并遵医嘱治疗非常重要。应了解多久服用一次药物、应该选择何种饮食或进行何种锻炼，以及下次复诊的时间，确保清楚了解并遵循所有医嘱。

别慌

应积极主动地和医生沟通，而不是盲目担心自己或家人的健康状况。如果有任何不确定的问题，都可以积极寻求医生的帮助。患者或家属应该及早发现问题、及早和医生沟通而不是拖延至病情恶化。

当然，有很多在线医疗资源可以帮助大家，记住，医生可以提供最科学的诊断和医疗建议，因为他们是相关领域的专家。

为什么有些患者在收入 ICU 后会贫血

◎ 贫血是 ICU 患者的常见问题，有很多因素可能导致重症患者出现贫血。

◎ ICU 患者需要经常进行血液采样以测量动脉血气和其他实验室参数。

◎ 重症疾病会引发应激性溃疡，导致临床上明显和 / 或隐性失血。

◎ 患者在收入 ICU 前因进行外科手术而失血。

◎ 患者在收入 ICU 前因创伤而失血。

◎ 患者体内促红细胞生成素（EPO）水平下降（是一种促进红细胞生成的体液因子）。

◎ 在严重疾病时，促红细胞生成素对贫血的反应减弱。

◎ 骨髓前体细胞对促红细胞生成素的反应性降低，如由于铁的利用率降低。功能性铁缺乏症是危重患者和慢性疾病患者贫血的主要原因。

◎ 低浓度维生素 B_{12} 和叶酸对于正常的红细胞发育至关重要，也可能导致重症患者无效的红细胞生成。

综上，ICU 患者的贫血可能由多种因素引起，包括红细胞生成量降低、对促红细胞生成素反应减弱。通过使用重组人促红细胞生成素，可刺激红细胞生成，提高血细胞比容水平和血红蛋白浓度，并减少患者对输血的需要。

患者入住 ICU 后，家属应该做好哪些准备

思想准备

这是最关键的！患者能收入 ICU，说明还有救治的希望，但是由于多数患者为多器官功能障碍，呼吸、循环系统功能不稳定，所以经过积极治疗之后能够恢复到什么程度是未知的。因此，家属除了配合医务人员向最好处努力外，还应该做好最坏的打算。要理解生老病死是自然规律，有很多疾病是目前的医疗手段无法解决的，在经过长时间、高强度的治疗之后，如果患者仍然没有好转，说明预后将很不理想，此时提前做好心理准备就很关键。

病历准备

在入住 ICU 后，应抓紧时间搜集患者之前的就医资料，ICU 医生会根据患者既往的基础情况来制订个性化的治疗方案。

家属准备

如果患者子女较多，家属意见很难统一，这种情况不应该由医生来协调，而是应该家属之间先达成一致意见，再将意见提供给医生。希望家属能够明白，医生永远是最想让患者快速好起来的那个人，他和家属的目标是一致的，那就是祛除病魔。

经济准备

患者入住 ICU 之前，医生都会与家属谈及费用问题，但只能根据经验给出一个大概的数目。ICU 患者病情危重，需要监护、治疗的仪器成本比较高，多数患者需要价格昂贵的药品来挽救生命，因此只能根据病情变化来选择药品、设备以维持、抢救，花费较高且不可能每天都一样，在这方面希望家属能提前做好准备。患者所用的药品、材料是整个治疗过程中必不可少的，如果没有经济支撑，很多关键性的治疗将有可能中断，后果是任何人都不愿看到的。

家属需要 24 小时守在 ICU 门口吗

国内大多数医院的 ICU 门口往往聚集着很多患者家属，他们焦急地等待着，期望能随时了解患者的病情，家属的休息、卫生、饮食等质量急速下降。很多家属担心一旦离开 ICU 门口，医生就无法第一时间联系到自己。

一般情况下，患者入住 ICU 的前几天，病情不稳定，建议在 ICU 门口留守法律意义上的直系亲属（如夫妻、子女、父母），能够做主并签字，有问题时医生可以随时找到家属。如果患者已经度过危险期，病情相对平稳，那么家属就可以离开，在探视时间及医患沟通时间出现在病房就好。如果家属离开医院，一定要保持电话畅通，最好不要离医院太远。毕竟重症患者的病情有时会突然发生变化，尤其是多器官功能衰竭的患者，即使离院，也要保证医务人员能够随时联系到家属。

ICU 患者家属需要签署哪些医疗文书

相关法律明确规定，患者及家属有被明确告知病情的权利，也有履行相关医疗文书签署的义务。患者进入 ICU 后，常规需要家属与医生完善以下医疗文书的签署。

第一类

国家和 / 或当地有关部门规定需要签署的同意书，如拒收红包承诺书、医保告知书等。

第二类

只有具有生命危险的患者才会被送入 ICU 进行救治，因此患者家属都会收到医生下达的病危通知书，并需要签字。

第三类

急危重症患者进入 ICU 的目的是积极抢救生命。因此，抢救性、侵入性操作常难以避免，如气管插管，中心静脉、动脉穿刺置管等。由于时间紧迫，因此在患者进入 ICU 之初，医生就会要求家属立即签署抢救操作同意书，以确保患者能够及时得到生命保障。

第四类

与进入 ICU 有关的重要告知书，如 ICU 探视制度同意书、自费项目同意书等。

第五类

护理操作有关的同意书，如留置尿管、留置胃管、约束性保护同意书等。

除上述常见医疗文书外，医生对患者病情进行评估和及时救治后，常会有根据病情提出的专项操作或手术相关的知情同意书，有些情况下会根据病情变化随时签署病情知情告知书。患者或家属可以决定是否接受以上医疗文书涉及的诊疗项目，并需要签字。

医疗文书的签署，是日常医疗行为中，尤其是对急危重症患者救治工作中必备的部分，患者和家属应给予理解和配合。如果患者和家属对某项医疗文书中涉及的内容不太理解，应及时告知医生，医生会对具体疑问进行仔细讲解。

如果患者病情无法治愈或不太可能康复，应该怎么办

ICU 医疗团队将与患者和家属讨论所有选择（如果患者能够理解）。在这一点上，与患者和家属一起制订治疗目标将是非常重要的。

如果目标是保住生命并在预后不佳的情况下继续维持生命，ICU 医疗团队可能讨论气管切开或经皮内镜胃、肠造口术（用于喂养和药物治疗）。

如果主要关注的是让患者舒适，选择可能包括取消某些治疗，如机械通气、支持心脏功能的药物，以及血液透析。某些不太可能有帮助的检查和操作也将停止。

患者和家属可能需要提前考虑如下问题。

◎ 如果患者的心脏停止跳动，心肺复苏术能挽救他的生命吗？

◎ 家属认为患者在没有呼吸机或其他治疗的情况下还能活多久？

◎ 如果停止喂养，患者会饿吗？

◎ 患者如何保持舒适？

◎ 患者能回家或接受临终关怀吗？

◎ 在涉及儿童的情况下，家长能将患儿带走吗？

◎ 能等到所有亲朋、好友告别后再移除患者身上某些生命支持设备或治疗吗？

为什么 ICU 的探视时间最多只有半小时

ICU 探视对患者及家属均很重要，但是为什么最多只有半小时，而不能随时陪护，或延长探视时间呢？

◎ ICU 患者病情危重、生命体征不稳定、病情波动大，需要持续进行监测、频繁动态评估，医生要及时处理患者的病情变化。

◎ ICU 患者免疫力低下，要避免外来致病菌所致感染。

◎ 要保持病房安静，让患者更好地休息。

◎ 有利于医护人员集中、高效地治疗和护理患者。

◎ 患者需要保持情绪平稳，减少由于情绪激动导致的危险。

基于以上原因，ICU 的探视时间以及探视时的人员都需要加以限制，如果探视时间正好赶上危重患者抢救，那么探视会被取消，希望家属能够理解。随着抢救技术逐渐成熟，ICU 建制逐渐完善，很多医院的 ICU 推出了亚重症病房，为病情相对稳定但转到普通病房仍有危险的患者提供后期保障，家属能相对长时间地陪伴，为患者后期转到普通病房做好准备。

为什么 ICU 的探视时间被安排在下午

ICU 的最大特点是“三个集中”，即危重患者集中、有救治经验的医护人员集中，以及现代化监测和治疗仪器集中。患者在 ICU 治疗期间，医生、护士要 24 小时持续对其进行观察，并详细记录。每天早 8 点交接班是医生与护士对患者 24 小时病情变化的重要汇总环节。随后医生需要到床边对患者进行体格检查，查阅既往及新近的检查、检验变化情况，讨论并制订 24 小时内治疗计划。在家属知情同意下，医护共同实施诊疗方案（可能包括无菌操作、外出检查、护理操作等）。

医护人员的时间与精力更多集中在诊疗方案的制订、实施上，当完成以上诊疗方案时往往已到下午。因探视期间人员流动较大，医护人员需要维持秩序并保持与家属的沟通，所以 ICU 会把探视时间安排在诊疗操作相对较少的下午。

ICU 探视时家属为什么需要穿隔离衣

从隔离要求看

《医院隔离技术规范》明确了 ICU 属于极高危区域。入住的患者可能为传染病患者、多重耐药菌感染患者等，接触上述重症患者应该穿隔离衣。

从职业防护角度看

《重症监护病房医院感染预防与控制规范》对医务人员职业防护的要求中包括：应配备足量的、方便取用的个人防护用品，如医用口罩、帽子、手套、护目镜、防护面罩、隔离衣等。同时明确规定探视者进入 ICU 宜穿专用探视服。

从保护患者，降低医院感染率角度看

ICU 患者都随时可能发生生命危险，为了预防高度易感患者受到来自其他患者、医务人员、探视者及病区环境中各种条件致病微生物的感染，应采取保护性隔离措施，其中就包括穿隔离衣。

从避免交叉感染角度看

交叉感染是医疗机构内患者之间通过各种途径引起的相互感染。ICU 患者病情危重，多伴有严重的基础疾病，免疫力低下。当然，除了患者本身，多重耐药菌还存在于仪器设备及环境表面，容易扩散传播，造成交叉感染，感染防控显得尤为重要。

中医药在 ICU 中有哪些作用

中医药文化十分重视人文因素，强调整体观和辨证论治，对调整患者的免疫功能和促进脏腑功能恢复具有重要作用。

医生会根据 ICU 患者的临床表现，给予中医药治疗，效果显著。

呼吸系统疾病

慢性阻塞性肺疾病急性加重期宜宣肺化痰、益气健脾、温阳利水；肺部感染宜宣肺化痰；急性呼吸窘迫综合征、哮喘宜宣肺通腑等。

消化系统疾病

急性胰腺炎宜泻下通腑、凉血解毒；腹泻宜益气健脾、温阳固摄等。

其他

脑卒中宜益气活血；发热、伤口愈合不佳、气短、乏力等均可辨证给药。

中药可以通过鼻饲、灌肠、外敷等途径给药。另外，中药静脉制剂、中成药等均常用于治疗危重患者。

什么是七步洗手法

中国疾病预防控制中心建议每次洗手至少 20 秒，以最大程度减少细菌接触。注意：应先摘下手上的饰物再彻底清洁双手。

第一步（内）

洗手掌，用流动水冲洗双手，均匀涂抹洗手液，双手掌心相对，手指并拢，相互揉搓。

第二步（外）

洗背侧指缝，手心对手背，沿指缝交叉处相互揉搓，双手交互进行。

第三步（夹）

洗掌侧指缝，掌心相对，双手交叉，沿指缝交互揉搓。

第四步（弓）

洗指背，半握拳，把一手各手指关节放入另一手大鱼际及掌心，旋转揉搓指背，双手交互进行。

第五步(大)

洗拇指,一手握另一手拇指,旋转揉搓,双手交互进行。

第六步(立)

洗指尖,把一手指尖合拢在另一手掌心,旋转揉搓,双手交互进行。

第七步(腕)

洗手腕,一手揉搓另一手手腕,双手交互进行。

应注意清洗双手所有皮肤,包括指背、指尖和指缝,最后在流动水下彻底冲净双手。

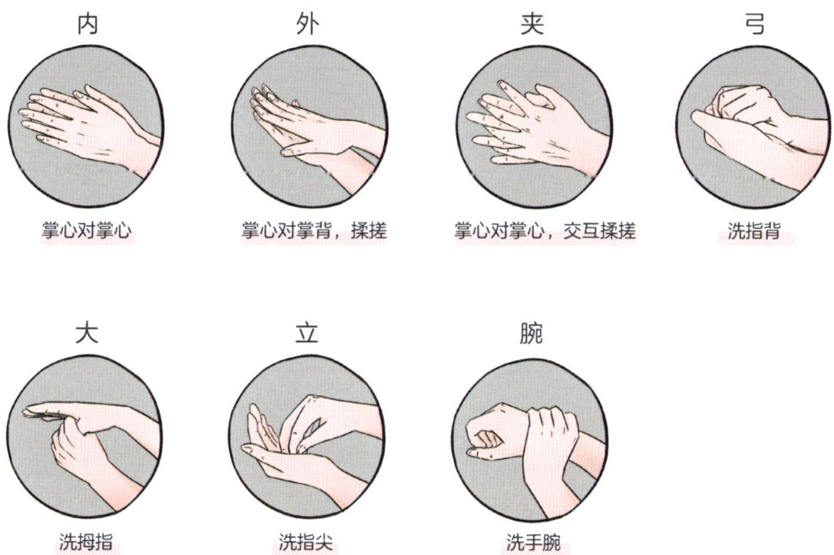

七步洗手法

什么是重症康复

重症康复是指针对危重患者，在病情允许的范围内，为提高患者身体、心理及社会功能所进行的治疗。

重症康复的作用

促进目前病情康复及后续功能恢复；协助解决影响 ICU 患者康复的主要因素（如神经肌肉、呼吸及心理状态）；为机械通气患者制订实施早期活动的系统化方法，预防机械通气的并发症；减轻患者的痛苦及护士的护理强度。

不同 ICU 重症康复的重点

在不同 ICU，患者的重症康复重点是不同的。

心脏重症监护病房（CICU） 心脏术后患者较其他原因入住 ICU 患者的住院时间短，需要在物理治疗师的指导下进行常规康复。

外科重症监护病房（SICU） 普通外科手术患者大多数没有功能性活动问题，康复重点主要和疼痛及侵袭性管路或管道相关。应做好相关镇痛处理，重症康复的目的是制订一个标准的方法去协调护理 SICU 患者。

神经重症监护病房（NICU） 患者应尽早进行床边活动，物理治疗已经被证明能够使患者的认知功能和运动功能早日恢复。神经外科患者常因侵入性监测仪或脑室引流管的留置而使活动受限，或者因脑室造瘘术限制床旁活动，此为康复重点。

呼吸重症监护病房（RICU） 包括呼吸机依赖患者，如肺炎、慢性阻塞性肺疾病、重症肌无力等，多学科综合小组应该每天对机械通气患者的活动及康复计划进行评估。每个 ICU 医护人员都有比较繁重的工作任务，在 RICU 中，呼吸系统治疗的协调可能存在困难。

重症康复的基本原则

◎ 康复医师和康复治疗师每天应对 ICU 患者进行评估，以明确患者是否存在物理治疗或早期活动的禁忌证。

◎ 早期活动的绝对禁忌证包括血流动力学不稳定、急性深静脉血栓形成、肺栓塞、不能控制的心力衰竭及不稳定型心绞痛等。

◎ 应由以 ICU 医生为核心的 MDT 团队为患者制订康复计划，并根据患者病情转归及时调整康复计划。

◎ 康复医师和康复治疗师应熟悉 ICU 患者的监护参数及其生理意义。

如何对 ICU 患者进行呼吸功能康复

ICU 患者由于创伤或疾病因素，导致通气和 / 或换气环节受到影响。因此，需要进行有目的的干预，改善患者的呼吸功能，提高心肺功能，这就是呼吸功能康复。

慢性肺部疾病的康复措施

◎ 引导患者进行自我管理，包括戒烟、营养支持和体重控制，避免吸入刺激性、有害气体，定期体检等。

◎ 胸部物理治疗和呼吸治疗，如胸部叩击加体位引流、有效刺激咳嗽锻炼、氧疗、使用无创呼吸机等。

◎ 运动，包括一般运动、限制诱发或加重呼吸困难的呼吸锻炼，应逐步、缓慢增加运动强度。

◎ 心理康复。

◎ 日常生活能力锻炼和职业康复。

呼吸功能的康复措施

◎ 评估。

◎ 患者和家属的训练。

◎ 营养支持。

◎ 肌力、关节活动度、肢体位置摆放训练。训练期间应严密监测，必要时应提高氧浓度。当肌力和耐力改善时，可逐步降低呼吸机支持水平，提高自主呼吸能力。

◎ 间歇性呼吸机支持。

◎ 机械通气期间上肢和下肢运动。

◎ 交流，包括语言、书面、表情等交流。

◎ 针对脑损伤、脑卒中等患者的吞咽功能训练。

◎ 社会心理干预和支持。

重症康复可以治疗哪些疾病

ICU 获得性肌无力

指除危重疾病外，ICU 患者无明确原因而继发的肌无力，此类患者多由于自身病情危重、所用治疗手段较多、长时间活动受限、肢体失用而导致肌无力。主要临床表现为脱机困难、轻瘫或四肢瘫痪、反射减少和肌肉萎缩。研究表明，卧床者肌力每日降低 1%～1.5%。

疾病本身导致肢体运动功能受损

如脑（脑出血、脑梗死、脑肿瘤等）、脊髓（脊髓炎、脊髓外伤等）、神经（急性吉兰－巴雷综合征）、肌肉（重症肌无力等）、关节（膝关节、髋关节疾病等）等疾病，导致患者肢体功能丧失或部分丧失。

谵妄

ICU 患者容易谵妄，一项涉及 11 个国家 104 个 ICU 的研究发现，谵妄发病率为 32.3%。谵妄会增加重症患者的病死率，延长 ICU 停留时间和住院时间，并可引起认知障碍等。

认知障碍

持续而严重的记忆力下降、注意力不集中和执行功能障碍影响了生存患者的功能状态和健康相关生存质量。

焦虑、抑郁及创伤后应激障碍

重症患者出现焦虑、抑郁及创伤后应激障碍（PTSD）的比例较高。创伤后 1 个月 PTSD 的发病率为 3.1%～87.5%，1 年内发病率为 0.6%～43.8%。

ICU 患者早期活动原则

早期活动包括患者主动活动和被动活动（康复治疗）。

早期活动的基本原则

医生会全面评估 ICU 患者的生命体征、精神状态、皮肤的完整性、对氧气或机械通气的需求、治疗用药、神经肌肉功能等，尽可能减少 ICU 患者的功能障碍。早期活动应首先确保患者的安全，其次分清主次、先后顺序进行功能康复。意识清醒者以脱机、站位、指令性动作等为目标；不能配合者以预防压疮、深静脉血栓、关节挛缩、肌肉萎缩等为目标。

早期活动的禁忌证

血流动力学不稳定

◎ 超过与年龄相应的最大运动心率的 70%（最大运动心率 =220-年龄）；或在静息心率的基础上下降 >20%；或 <40 次 / 分或 >130 次 / 分。

◎ 收缩压 <90mmHg 或 >200mmHg 或有直立性低血压；平均动脉压 <65mmHg 或 >110mmHg。

◎ 急性心肌梗死。

◎ 心律不稳定或需要使用抗心律失常药。

◎ 有活动性出血风险，采用主动脉球囊反搏治疗，留有股动脉导管。

呼吸功能障碍

◎ 呼吸频率 <5 次 / 分或 >40 次 / 分。

◎ 血氧饱和度 <88%。

◎ 机械通气：吸入氧浓度（FiO_2）≥60%，呼气末正压（PEEP）≥10cmH_2O。

◎ 存在人机对抗。

◎ 需要压力控制通气或使用神经肌肉阻滞剂。

其他情况

◎ 急性深静脉血栓形成、肺栓塞、不能控制的心力衰竭及不稳定型心绞痛。

◎ 镇静（RASS 评分≤ -3 分）或昏迷。

◎ 患者明显躁动，需要加强镇静剂剂量，RASS 评分 >2 分。

◎ 神经功能恶化，需要监测颅内压及脑室引流情况。

◎ 不稳定的颈椎骨折和脊髓损伤。

◎ 患者不能耐受早期活动方案。

◎ 患者拒绝进行早期活动。

3 第三章

ICU 常见疾病和治疗

什么是昏迷、昏迷的常见原因有哪些

什么是昏迷

昏迷是一种长期的无意识状态，可由各种原因引起，如创伤性脑损伤、脑卒中、脑肿瘤、药物或酒精中毒，甚至是潜在疾病，如糖尿病或感染。昏迷发生后，需要迅速行动来保护患者的生命和大脑功能。医生通常会为患者安排一系列血液学检查和脑部影像学检查，以确定昏迷的原因，以便开展适当的治疗。

昏迷的程度

根据程度，昏迷可以分为浅昏迷和深昏迷。浅昏迷是指患者意识大部分丧失，对疼痛刺激可能有痛苦表情和躲避反应；深昏迷是指患者意识完全丧失，对各种刺激都没有反应。长期昏迷患者可能转变为持续的植物状态或脑死亡。

昏迷的就诊准备

昏迷是一种紧急医疗状况。如果你与出现昏迷症状的人在一起，请立即拨打 120 或当地的急救电话。当你到达医院时，急诊室的工作人员需要了解患者在昏迷前发生了什么。乘坐救护车时，可能问你以下问题，如昏迷是突然开始的还是逐渐开始的；昏迷前是否有视力异常、头晕或虚弱的问题；患者是否有糖尿病、癫痫或卒中病史；你是否注意到患者在昏迷前的健康状况发生了变化，如发热或头痛恶化；你是否注意到患者昏迷前的功能变化，如频繁跌倒或精神错乱；患者是否使用了处方药或非处方药。

昏迷的常见原因

创伤性脑损伤 通常由交通事故或暴力行为所致。

脑卒中 脑动脉阻塞或血管破裂可导致脑部供血减少或中断。

脑肿瘤 大脑或脑干肿瘤会导致昏迷。

糖尿病 血糖水平过高（高血糖）或过低（低血糖）会导致昏迷。

缺氧 由于大脑缺氧，如从溺水中获救或心脏病发作后复苏的人可能无法苏醒。

感染 脑炎和脑膜炎等感染性疾病会导致大脑、脊髓或大脑周围组织肿胀，严重的感染可导致脑损伤或昏迷。

癫痫 持续发作可导致昏迷。

毒素 接触一氧化碳或铅等毒素会导致大脑损伤和昏迷。

药物或酒精中毒 过量服用药物或酒精会导致昏迷。

什么是脑卒中、如何救治

脑卒中，又称“中风”，是一种急性脑血管疾病，是由于脑部血管突然破裂或阻塞而引起脑组织损伤的一组疾病，包括缺血性卒中和出血性卒中，生活中常见的脑出血、脑梗死均属于此。脑卒中具有发病率高、死亡率高和致残率高的特点，已成为我国第一位死亡原因，也是中国成年人致残的首要原因。

不同类型的脑卒中，其治疗方式不同。目前仍缺乏有效的治疗手段，预防是最好的措施，应提高全民对脑卒中危险因素及先兆症状的认知水平，才能真正防治脑卒中。

脑卒中起病急，发病后即刻出现相应症状，主要表现为大脑症状以及神经功能缺损症状，如你或家人出现一侧肢体无力、麻木，言语不清，面瘫，头痛，昏迷等症状，应及时拨打 120 急救电话，争分夺秒，启动治疗的时间与预后有重要关系。

120 急救电话接诊后由卒中中心会诊，根据情况将患者收入神经内科、神经外科、ICU 治疗。当患者出现昏迷、气道廓清（排痰、分泌物等）能力下降、呼吸困难、继发性癫痫、高热、躁动等症状时，需要入住 ICU；如根据梗死或出血部位预测病情会加重并将出现上述症状，或合并其他高风险脏器疾病等，均需要入住 ICU。

什么是颅内感染、如何救治

什么是颅内感染

颅内感染是由细菌、病毒、真菌或寄生虫等病原微生物侵犯中枢神经系统的实质、脑膜及血管等引起的急性或慢性炎症性疾病。常见的颅内感染性疾病包括病毒性脑炎、化脓性脑膜炎、脑脓肿、结核性脑膜炎、脑囊虫病等。化脓性脑膜炎好发于婴幼儿，其他颅内感染性疾病可发生于任何年龄段。

颅内感染的病因

引起颅内感染的常见病原体包括细菌（包括链球菌、葡萄球菌、肺炎球菌、大肠埃希菌、厌氧杆菌、铜绿假单胞菌、脑膜炎双球菌、B 型流感嗜血杆菌、结核分枝杆菌等）、真菌（包括曲霉菌、酵母菌、念珠球菌、新型隐球菌等）、病毒（包括疱疹病毒、流行性乙型脑炎病毒、麻疹病毒、埃可病毒、柯萨奇病毒等）、寄生虫、螺旋体、立克次体、朊粒等。自身免疫力低下是诱发因素。

颅内感染的症状

全身感染症状　患者可出现高热、乏力、头痛、精神萎靡等症状。

脑膜刺激征　患者可出现颈项强直，克尼格征（Kernig sign）和布鲁津斯基征（Brudzinski sign）阳性。

颅内压增高　患者可表现为头痛、喷射性呕吐、视乳头水肿。

脑部局灶性症状　患者可出现认知障碍、精神行为异常、肢体无力等。

颅内感染的治疗

包括抗生素治疗、手术治疗和对症治疗。

颅内感染的预后

预后与感染的病原菌、身体情况和是否及时、有效使用抗生素有关。脑脓肿早期诊断、及时治疗，多数能治愈，预后较好，但易遗留后遗症。轻症脑膜炎、脑炎预后良好，少数遗留癫痫、肢体瘫痪等后遗症；部分重症患者可致死亡。

什么是病毒性脑炎、如何救治

什么是病毒性脑炎

病毒性脑炎是指由病毒引起的颅内急性炎症性病变，可以累及脑膜和脑实质。病毒侵犯中枢神经系统，一般为急性发病，治疗不及时可增加致残率、致死率，也可出现复发性感染。国内尚无病毒性脑炎流行病学调查数据，但单纯疱疹病毒性脑炎呈全球分布，国外患病率为（4～8）/10 万。该病好发于免疫力低下人群。

病毒性脑炎的病因

常见致病微生物为单纯疱疹病毒 1 型，少见病原体为人疱疹病毒 6 型、EB 病毒、HIV、寨卡病毒等。其中单纯疱疹病毒是中枢神经系统感染最常见的致病微生物。

由单纯疱疹病毒侵犯脑膜或者脑实质引起的中枢神经系统感染性疾病，又称为急性坏死性脑炎。急性起病，病程长短不一，为数日至 1～2 个月。原发感染存在潜伏期，平均 6 天，前驱期可有发热（38～40℃）、咽痛、咳嗽、恶心、呕吐、肌痛、疲乏无力、全身不适等症状，一般不超过 2 周。

病毒性脑炎的症状

典型症状　首发症状多突出表现为精神行为异常和人格改变；颅内高压症状，如头痛、头晕、恶心、呕吐、惊厥抽搐，严重时可形成脑疝，出现喷射性呕吐；运动感觉障碍，如轻偏盲、偏瘫、眼肌麻痹等，亦可出现扭转、手足徐动。

伴随症状　可为部分性或全身性癫痫，重症患者可呈癫痫持续状态。当患者接触了病毒性脑炎患者，或者感冒受凉后持续发热不缓解，或者出现癫痫、认知障碍、意识障碍等症状时建议立即就医。

病毒性脑炎的治疗

病情严重者，出现昏迷、气道廓清能力下降、呼吸困难、继发性癫痫、高热、躁动，需要收入 ICU 治疗。

治疗主要包括对症支持治疗（镇痛、镇静、抗癫痫治疗，必要时进行机械通气、降温、降颅内压、营养支持及维持水和电解质平衡等）和抗病毒治疗。

什么是结核性脑膜炎、如何救治

什么是结核性脑膜炎

结核性脑膜炎是由结核分枝杆菌引起的脑膜和脊膜的非化脓性炎症性疾病。近年来，因结核分枝杆菌基因突变、抗结核药研制相对滞后和艾滋病患者增多，国内外结核病的发病率及病死率逐渐增高，结核性脑膜炎约占全身性结核病的 6%。

结核性脑膜炎的病因

结核分枝杆菌经血行播散后在软脑膜下种植，形成结核结节，结节破溃后大量结核分枝杆菌进入蛛网膜下腔引起结核性脑膜炎。药物滥用、糖尿病、免疫抑制治疗、HIV 感染、营养不良等可能为该病的易感因素。

结核性脑膜炎的症状

结核性脑膜炎多起病隐匿，呈慢性病程，也可为急性或亚急性起病，可缺乏结核分枝杆菌接触史，症状轻重不一，其自然病程发展一般表现如下。

结核中毒症状 低热、盗汗、食欲减退、倦怠乏力、精神萎靡。

颅内压增高表现 发热、头痛、呕吐及脑膜刺激征。

脑实质损害 若早期不及时治疗，可出现精神萎靡、谵妄、癫痫发作或癫痫持续状态、意识模糊等症状；若患者出现结核性动脉炎，则可出现偏瘫、交叉瘫等；若为结核瘤或脑脊髓蛛网膜炎引起，则可表现为类似肿瘤的慢性瘫痪。

脑神经损害 患者可有视力减退、复视和神经麻痹等脑神经损害症状。

其他 老年患者可出现较轻的头痛、呕吐症状，可发生脑梗死。

结核性脑膜炎的治疗

主要为抗结核治疗，抗结核药的使用原则是早期、联合、规律、适量、全程。只要患者的临床症状、体征、实验室检查结果高度提示该病，则应立即开始抗结核治疗。

病情严重者，出现昏迷、气道廓清能力下降、呼吸困难、继发性癫痫、高热、躁动，需要收入 ICU 治疗。ICU 治疗主要包括抗结核治疗和对症支持治疗（镇痛、镇静、抗癫痫治疗，必要时进行机械通气、降温、降颅内压、营养支持及维持水和电解质平衡等）。

什么是自身免疫性脑炎、如何救治

什么是自身免疫性脑炎

自身免疫性脑炎是指由自身免疫反应介导的脑炎。自身免疫反应的发生主要是由于人体内产生了“攻击”自身脑组织的特异性抗体，以抗 N- 甲基 -D- 天冬氨酸受体（NMDAR）脑炎最常见。自身免疫性脑炎占所有脑炎的 10%～20%，估计年发病率为 1/10 万。根据抗体以及临床症状进行分型，以抗 NMDAR 脑炎最常见，约占自身免疫性脑炎的 80%。

自身免疫性脑炎的症状

部分患者在发病前可表现为发热、头痛等症状，偶尔发生在病毒感染之后。由于抗体不同，患者症状可能不尽相同。其中抗 NMDAR 脑炎的症状最多样，而有的自身免疫性脑炎则以单一神经或精神症状起病，并在起病数周或数月后才会出现其他症状，主要临床表现如下。

◎ 认知障碍，如痴呆、不认识家人和朋友；精神行为异常，如妄想、胡言乱语。

◎ 近期记忆力下降，即记不住近期发生的事情。

◎ 癫痫发作，反复抽搐。

◎ 言语障碍，如少言寡语、说话不能被打断。

◎ 运动障碍，如肢体僵硬、运动过度、有不稳定姿势。

◎ 不自主运动，如面部不自主运动、肢体抖动。

◎ 意识障碍，如嗜睡，甚至昏迷。

◎ 自主神经功能障碍，如窦性心动过速 / 过缓、口水增多、低血压、中枢性发热和低通气、体温过低。

自身免疫性脑炎的治疗

目前该病主要治疗方法包括免疫治疗、对症支持治疗等。由于个体差异大，用药不存在绝对的最好、最快、最有效，除常用非处方药外，应在医生的指导下结合患者个人情况选择最合适的药物。其中糖皮质激素（甲泼尼松龙、醋酸泼尼松等）、免疫球蛋白，为自身免疫性脑炎的一线免疫治疗用药。

自身免疫性脑炎的预后

总体预后良好，部分患者病情稳定或好转后可能复发。抗 NMDAR 脑炎患者复发率为 12%～31.4%，可以单次或多次复发，复发的平均间隔时间为 5 个月，复发时的病情通常相对较轻。重症抗 NMDAR 脑炎的病死率为 2.9%～9.5%，抗 LGI1 抗体相关脑炎患者的病死率为 6%。自身免疫性脑炎的并发症主要指经治疗后症状得以控制，但依然存在认知功能减退、癫痫等。

什么是韦尼克脑病、如何救治

什么是韦尼克脑病

韦尼克脑病是一种由硫胺素（维生素 B_1）缺乏导致的严重的神经系统综合征，及时诊断和治疗后患者可完全恢复，病死率为 10%～20%。韦尼克脑病可发生于任何年龄，婴儿以 2～3 月龄多见，成人多为 30～70 岁发病，平均发病年龄为 42.9 岁，男性稍多。

韦尼克脑病的病因

硫胺素缺乏是韦尼克脑病的常见病因。婴儿致病原因主要是喂养方式不当；成人致病原因中最常见为酗酒导致的慢性酒精中毒（胃肠维生素 B_1 吸收不良）。很多因素可减少维生素 B_1 的吸收，如胃肠外科手术（包括胃旁路手术、胃空肠吻合术、胃大部切除术和结肠切除术）、胃内球囊治疗、妊娠期剧烈呕吐、晚期肿瘤化疗、同种异体干细胞移植、艾滋病、神经性厌食症、空腹、饥饿、透析、长期胃肠外营养等。其他原因包括急性胰腺炎、长期呕吐、慢性腹泻、消化道溃疡等，均可引起维生素 B_1 摄入不足或消耗增加，从而导致该病发生。

该病经典的临床三联征为眼球运动障碍、意识障碍和共济失调。此外，还可出现食欲减退、低血压、癫痫、听力逐渐丧失等不典型症状。

韦尼克脑病的治疗

该病主要治疗方法为补充维生素 B_1 和去除病因。一旦考虑患者为该病，应立即给予维生素 B_1。慢性酒精中毒所致的韦尼克脑病患者可伴镁缺乏，镁缺乏可降低维生素 B_1 的作用，使病情恶化，应补充硫酸镁。

什么是颅脑损伤

颅脑损伤通常由外力作用所致，其中伤后昏迷 6 小时以上或清醒后再次出现昏迷状况，格拉斯哥昏迷评分量表≤8 分，为重型颅脑损伤。其病情严重且复杂，病死率高，在外伤中，颅脑损伤死亡占所有外伤死亡的 70% 左右，严重脑外伤的病死率约为 30%。

颅脑损伤多见于交通事故、工矿事故、自然灾害、爆炸、坠落、跌倒以及各种锐器、钝器对头部的伤害。头部受到外力后出现持续头痛、恶心、呕吐，呼吸、血压异常，神经功能缺损，意识障碍等，应及时到医院就诊。颅脑损伤治疗越早，获益越大。头颅 CT 是判断颅脑损伤迅速、准确、有效的手段。

什么是谵妄、如何救治

什么是谵妄

谵妄是多种原因引起的一过性意识混乱状态，ICU 患者因骤然的病理生理变化而出现焦虑、意识改变、代谢异常、缺氧、循环不稳定或神经系统病变，以及长时间使用镇痛、镇静药等原因，可出现谵妄，长时间置身于陌生而嘈杂的 ICU 环境，会加重谵妄的临床症状。

患者已经存在的痴呆、高血压或酗酒病史、入院时病情危重是 ICU 谵妄发生的高危因素。研究表明，机械通气患者谵妄的发病率可达 70%~80%。谵妄的发生与 ICU 入住时间及住院时间、入住 ICU 后认知障碍及 ICU 死亡率密切相关。

谵妄的症状

精神状态突然改变或情绪波动、注意力不集中、思维紊乱和意识状态改变，伴或不伴躁动状态。临床上，伴有躁动的谵妄比较容易识别；不伴有躁动的谵妄往往因不易被察觉而预后较差。ICU 发生谵妄的患者数量远远高于实际获得诊断的数量。短时间内出现意识障碍和认知功能改变是谵妄的临床特征，意识清晰度下降或觉醒程度降低是诊断的关键。

谵妄的治疗

通过促进患者与医生充分沟通交流，可早期发现和及时治疗谵妄，从而改善患者的预后。一般少用镇静药，以免加重谵妄症状。但对于躁动或有其他精神症状的患者，则需要使用药物控制，防止发生意外。镇静、镇痛药使用不当可能加重谵妄症状。

非药物治疗 包括一般性支持治疗及针对潜在病因的治疗。所有出现神志状态改变的重症患者都要首先考虑谵妄的可能性，特别是那些存在明确高危因素的患者。如患者的临床特征符合谵妄量表标准，要进一步对认知情况进行评估，然后积极寻找及处理谵妄的潜在病因，所有怀疑谵妄的患者都应该始终处于医务人员的密切监护之下。非药物治疗措施包括保持气道通畅、吸氧、血容量调整、营养支持、预防压疮、鼓励患者早期恢复活动及尽早拔除尿管等。其中早期活动可显著减少谵妄的发生率与持续时间，是最重要的非药物治疗措施。

药物治疗 一旦发生谵妄，患者经常被给予不同药物以减轻谵妄的严重程度和持续时间。早期国际指南推荐使用氟哌啶醇治疗谵妄，低剂量的氟哌啶醇可减轻术后谵妄的严重程度并缩短症状持续时间；与酒精或苯二氮䓬类药物戒断无关的谵妄，右美托咪定持续泵入可缩短患者谵妄持续时间；苯二氮䓬类药物治疗激惹症状严重的年轻急诊谵妄患者起效迅速且不良反应小；奥氮平和立培酮也是治疗谵妄的常用药物。

家庭帮助 家庭在帮助防止患者出现精神错乱方面发挥着重要作用，以下措施有助于治疗谵妄。

◎ 确保患者的助听器和眼镜是可用的（如果患者使用了这些）。

◎ 家人应向患者问好；告诉患者你是谁，以及患者很安全。

◎ 提醒患者他在哪里，告诉他日期和时间。

◎ 告诉 ICU 团队，患者通常晚上几点睡觉，早上几点起床。

◎ 告诉 ICU 团队，患者喜欢听什么音乐、看什么节目，选择合适时间播放给患者听。

◎ 患者所处环境应避免太大噪声，避免太多访客。

◎ 如果您需要更多有关 ICU 药物治疗的信息，可随时咨询 ICU 团队成员。

谵妄的预防

临床经验显示，30%～40% 的谵妄可以预防。查找可能引起谵妄的原因并尽量纠正；尽量采取非药物措施，减少或避免应用精神类药物；早期活动，尽可能避免身体约束；避免剥夺患者的睡眠等。

什么是脓毒症和脓毒症休克、如何救治

什么是脓毒症和脓毒症休克

“脓毒症”这个词大家听起来可能比较陌生，但其实人们对脓毒症的认识由来已久。“脓毒症”一词源自希腊语“sepo”，翻译过来就是“腐烂”的意思。早在古希腊时期，医学家希波克拉底就已认识到脓毒症的存在，他认为脓毒症是伤口腐烂的状态。古罗马时期医学家盖伦认为脓毒症是伤口腐烂、愈合的过程。现代医学之父，波斯帝国医学家阿维森纳认为脓

毒症是机体血液和组织腐败引起的发热。匈牙利的产科医生赛麦尔维斯在接生前用石灰水洗手，降低了产褥感染（后续证实即为脓毒症）的发病率，使当时孕产妇和新生儿的病死率降低了 50%，并首次提出新生儿产褥感染是腐烂的动物物质进入血液引起的脓毒症，自此对脓毒症及其发病机制的认识进入了一个新时代。

1914 年，德国内科医生肖特穆勒首次提出感染是脓毒症的根本发病机制。1945 年，我们耳熟能详的抗生素——青霉素和磺胺类药物开始应用于临床，挽救了许多感染性疾病患者的生命。但后续发现，并不是所有的感染性疾病患者都能在应用抗生素后痊愈，依然会遗留不同程度的器官功能障碍，甚至危及患者的生命。

在接下来的 50 年中，许多科学家及临床医生对脓毒症的机制及诊治方法进行了深入探索，但有一个问题始终困扰着世界各国学者，阻碍脓毒症研究的进展，那就是脓毒症相关的定义一直没有得到统一，直到现在我们有些医生还在用“败血症”“内毒素血症”等名词，都是那个时代对脓毒症的别称。

直到 1991 年 8 月，美国胸科医师学会和美国重症医学会在芝加哥召开会议，给了脓毒症第一个国际统一的定义：感染引起的全身炎症反应综合征，这一概念被称为“脓毒症 1.0”定义。

2001 年，美国胸科医师学会、美国重症医学会、欧洲重症医学会、美国胸科学会和外科感染学会共同在华盛顿召开会议，对脓毒症的诊断标准进行了修订，将器官损伤、血流动力学等指标纳入脓毒症的诊断标准，即“脓毒症 2.0”定义。但该会议并未修改脓毒症的定义，会议提出了脓毒症诊断系统，但因其过于复杂且临床实践困难等因素未得到广泛认可。

2016 年，美国重症医学会及欧洲重症医学会再次组织专家研讨，发布了脓毒症及脓毒症休克的新定义，即“脓毒症 3.0”定义。该会议将脓毒症定义为由宿主对感染的反应失调引起的危及生命的器官功能障碍，简而言之，就是机体出现了感染，又出现了不同器官的功能障碍，这时就可以诊断为脓毒症。脓毒症休克指在脓毒症的基础上，出现持续性低血压，在充分输注液体后仍需要使用升压药来维持血压。到目前为止，国际上仍然沿用“脓毒症 3.0”定义。

脓毒症的治疗

脓毒症是一种病死率非常高的危重病，其治疗大体可分为三个部分，即病因治疗、免疫治疗和支持治疗。

病因治疗 主要是抗感染治疗，抗菌药应在患者被判断为脓毒症后尽快使用。许多研究表明，抗菌药尽早使用对脓毒症及脓毒症休克患者的预后至关重要。对部分有明确外科感染灶的患者，控制感染最有效的办法就是在病情允许的情况下尽早手术清除坏死组织。

免疫治疗 是针对脓毒症发病机制的治疗，虽然近年来的研究尚未取得良好的临床转化，但仍是未来脓毒症治疗的发展方向。

支持治疗 是维持患者生命体征的各项支持性治疗措施，包括早期的液体复苏、营养支持、液体管理、血糖管理、机械通气等。

脓毒症看似离我们每个人很遥远，但一次重感冒、一次淋雨后的肺炎，如果未得到及时有效的控制和治疗，都有发展成脓毒症的可能，而脓毒症一旦发生，我们尚没有足够强的医疗手段与之斗争。因此，每个人都能做到的有效预防脓毒症的方法就是拥有良好的生活习惯，如有感染应及时就医，以免造成病情进展。

什么是血流感染、如何救治

人们常说，免疫系统是人体的“卫士”，侵入人体的细菌、病毒、真菌及寄生虫等病原微生物是“入侵者”，而血管像是“护城河”，提供机体所需的营养和氧气。

什么是血流感染

之前常说的“败血症”“菌血症”都属于血流感染。顾名思义，血流感染就是致病菌侵入血流。站在致病菌的立场，这是一场值得自豪的、绝无仅有的大捷。病原微生物（入侵者）穿过皮膜黏膜屏障、逃过免疫系统的追杀，通过肺部、胃肠道黏膜或是泌尿道，到达血液，随着血液流向五脏六腑，并在这个温暖、宽敞的“护城河”里安营扎寨、繁衍生息。免疫系统（人体的“卫士”）为了对抗这些“入侵者”，过度分泌炎症介质，不仅杀伤了致病菌，对机体的所有脏器，尤其是心脏瓣膜、关节等亦造成损害，严重者可导致休克、多脏器衰竭、弥散性血管内凝血，甚至死亡。血流感染是一种比局部感染更严重的全身感染性疾病。除了致病菌本身及其分泌的毒素对机体产生的损害，还会造成免疫系统自身反应失调，导致过度炎症反应。

血流感染就是脓毒症吗

未必。血流感染容易导致脓毒症，但只有临床表现达到一定严重程度时才符合脓毒症的诊断标准。脓毒症是临床诊断，可以由血流感染所致，也可以是其他部位感染所致。由于狡诈的致病菌随血液到处流窜作案，很难当场抓获。但是有犯罪，就会留下痕迹。以发热、寒战、低血压、皮疹、出血点、肝脾肿大、少尿等临床表现为诊断依据的称为“脓毒症”，而将有微生物学证据的、能捕获到“凶手”的称为“菌血症”。

对人体而言，与造成血流感染的入侵者之间展开的是一场艰苦卓绝而又无比惨烈的攻坚战。致病菌进入血流之后，整个机体处于劣势。“敌人”入侵到了“护城河”，并在里面大快朵颐、生生不息。为保护机体的基本功能，免疫系统不得不负隅抵抗，激活包括血管活性物质、细胞因子等在内的炎症介质，试图缩小致病菌的活动范围并尽可能地杀死它们，与此同时，这些相互作用形成网络效应，引起全身各系统、各器官的广泛损伤。炮弹在投向敌军的同时，也投向了民房，白热化的战争使得卫士无法听从上级的指令，造成免疫系统调节失衡、引起器官功能障碍。

这仅是开始，入侵者直接侵犯靶器官，导致肝脏、颅脑、肺部以及皮肤积脓，“房倒屋塌、一片疮痍”。发射到护城河里的毒素炮弹导致河床严重受损，河道变宽、流量相对减少，血管内皮的屏障功能丧失、血管的通透性增加，导致外周血管扩张，血流量相对不足，出现组织低灌注、乳酸升高等，造成恶性循环，最终导致弥散性血管内凝血，甚至死亡。

血流感染的治疗

战争一旦开始，没有双赢局面，发生在机体内部的这场“战争”也一样。为保护机体，外界所能做的就是提供一切帮助，要粮草给粮草，要装备给装备。主要从以下四个方面着手治疗。

抗感染治疗 指应用抗微生物药物，包括我们常说的抗生素，是对付病原微生物的有力武器。抗微生物药物的应用使得机体和病原微生物之间的战争从“冷兵器”时代迈入了“热兵器”时代，甚至“核武器”时代。然而，使用武器不能横冲直撞、乱打一气，特别是在使用抗生素之前，必须留取血标本送检培养，明确入侵的是细菌、真菌还是病毒，根据不同的入侵个体进行针对性治疗。

某些特定解剖部位的感染，如坏死性筋膜炎、胆管炎、肠梗死等，需要尽早清除感染坏死组织、引流感染灶，避免局部感染的全身扩散。“刮骨”“去腐”是最直接、最有效的办法。一旦有明确的病原学依据，应根据培养结果及药敏试验结果针对性调整用药。

血流动力学支持 之前提到的河床破坏、河道变宽，使得血流量相对不足，全身重要脏器的血流供应无法得到保障，机体为维持正常生理功能的前提是保证脏器血流灌注。因此，要在第 1 小时内给予液体复苏，静脉补液尽可能维持血流供应充足。如大量补液后血压仍较低、灌注难以改善，可以通过血管活性药物加固河道甚至使用激素来降低河床的通透性、保障血流供应。只有保证充足的营养供给，机体功能才有可能得以恢复。

其他器官支持 在炎症刺激下，心、肺、肾及胃肠道都可能因受到入侵者的直接破坏而出现严重功能障碍。机械通气、营养支持、肾脏替代治疗、抗凝治疗等手段都有助于帮助机体恢复正常功能。极严重状态下，可给予体外膜氧合支持心肺功能来为脏器功能恢复争取时间。

免疫调节治疗 被定义为能够影响机体免疫炎症反应的一切治疗，它既可以专门针对免疫炎症反应本身，也可以是其他治疗对免疫炎症反应产生间接影响，其中也包括一些支持疗法。小剂量糖皮质激素的应用常用来调节机体免疫功能，可以适时、适度地抑制机体的免疫功能。免疫球蛋白对机体免疫功能调节也具有一定帮助作用。

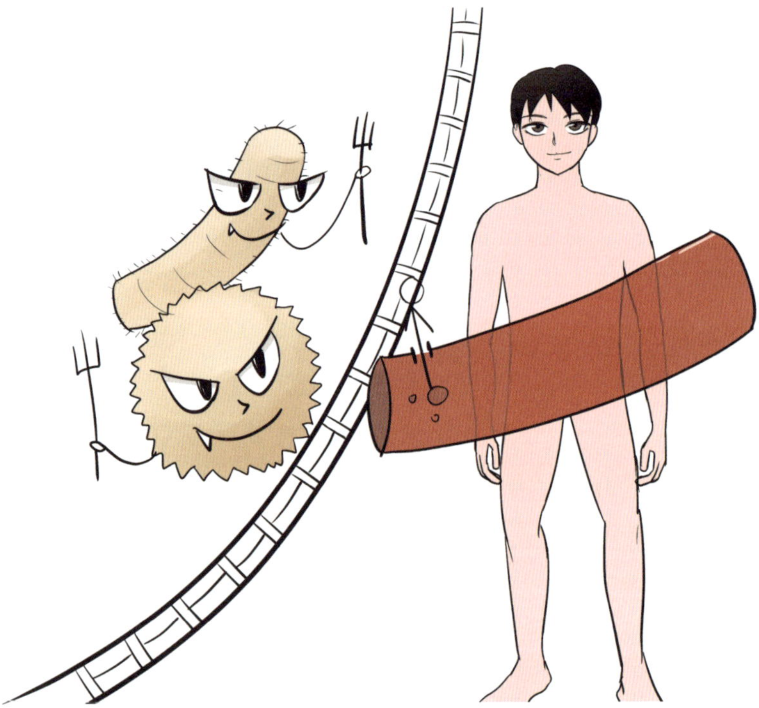

各种病原微生物入侵“护城河”

当然，医生所做的一切都是为了帮助患者的机体更好地抵抗病原微生物。作为临床工作者，能做的是帮助患者早日恢复健康。

什么是多器官功能障碍综合征、如何救治

多器官功能障碍综合征是指机体遭受急性创伤、烧伤、严重感染及大手术等严重打击后，两个或两个以上器官、系统同时或序贯出现功能障碍。器官障碍数目越多、程度越重，死亡率越高，合并四个或四个以上器官功能障碍的患者病死率可达 65%。多器官功能障碍综合征进一步发展，可能进展到终末阶段，即多器官功能衰竭（MOF），死亡率极高。

多器官功能障碍综合征的病因

严重感染 如肺部感染、泌尿系感染、腹腔感染、血流感染、颅内感染及皮肤软组织感染。某些类型的葡萄球菌、链球菌所致感染易导致中毒性休克，进而引发免疫功能紊乱，从而导致多器官功能障碍综合征。

非感染性因素 如创伤、烧伤、大手术等可以导致炎症细胞活化，进而导致全身炎症反应综合征，从而导致多器官功能障碍综合征。创伤越重，机体免疫功能越差，越容易导致继发性感染，从而导致死亡。

免疫性疾病 如系统性红斑狼疮、白塞病、抗磷脂抗体综合征，原发病为免疫功能紊乱，免疫防御功能受损，抗感染能力下降，易导致反复或持续感染，进而导致全身炎症反应综合征、多器官功能障碍综合征。

急性胰腺炎 易导致细胞因子大量激活，进而引发全身炎症反应综合征、多器官功能障碍综合征。重症胰腺炎病情可迅速加重，甚至在疾病早期发生多器官功能障碍综合征而危及生命。

其他疾病 如恶性肿瘤、营养不良、慢性消耗性疾病、心肺复苏术后、挤压综合征、腹腔间室综合征、大量输血。

医源性因素 某些药物、治疗，如免疫抑制剂、化疗药、放疗、热灌注治疗，可显著降低机体免疫功能，引发多器官功能障碍综合征。

多器官功能障碍综合征的发病机制十分复杂，目前比较公认的学说有炎症反应学说、自由基学说、肠道细菌学说、内毒素移位学说、二次打击学说。其中机体自身对感染、创伤、烧伤等严重损伤导致的失控的炎症反应是引发多器官功能障碍综合征的重要基础。

多器官功能障碍综合征的症状

多器官功能障碍综合征因涉及器官多，临床表现十分复杂。早期主要以原发病临床表现为主，并有相应受累器官的临床表现，共有特征如下。

◎ 发生功能障碍的器官与直接损伤器官不一定是邻近器官。

◎ 多器官功能障碍发生在原发损伤之后，与原发损伤有一定时间间隔。

◎ 循环系统常表现为血压降低、组织灌注不足。

◎ 持续存在能量利用障碍和高代谢状态。

多器官功能障碍综合征的治疗

所有多器官功能障碍综合征患者均应进入 ICU，接受早期和整体性治疗，及早控制病情发展。应遵循以下治疗原则。

积极治疗原发病　这是治疗多器官功能障碍综合征的基础和关键。应尽早控制诱发免疫功能紊乱的病因，避免机体受到二次打击。对于严重感染患者，应特别注意感染灶的寻找与清除，只有及时清除感染灶，同时给予有效的抗生素治疗，才能将感染控制好。

纠正组织缺氧，改善氧代谢。

给予必要的支持治疗，如呼吸支持、肾脏替代治疗、人工肝、人工心肺。

免疫治疗　炎症反应失控是导致多器官功能障碍综合征的根本原因，免疫治疗有可能阻断多器官功能障碍综合征的发展，降低病死率。

多器官功能障碍综合征的预防

多器官功能障碍综合征一旦发生，治疗难度大、预后差、花费高，因此重点应是预防，具体措施如下。

1. 应尽早采取积极、有效的措施，及早控制可能诱发多器官功能障碍综合征的各种原发病。

2. 改善氧代谢，纠正组织缺氧。合适的治疗方法可以增加氧输送、降低全身氧消耗、改善组织细胞利用氧的能力。

3. 连续监测、早期给予器官功能支持。主要监测手段有血流动力学监测、呼吸功能监测、肾功能监测、肝功能监测、凝血功能监测等。在器官功能出现异常早期给予及时治疗，可避免器官功能进一步恶化。

近年来，随着监测技术及生命支持技术的进步，多器官功能障碍综合征的病死率明显下降，但其总体病死率仍较高。

什么是休克、分为哪些类型

什么是休克

休克，被作为一种综合征来描述循环功能衰竭的发生发展过程，是一种危及生命的循环系统疾病。休克是机体在多种强烈损伤性因素的作用下，有效循环血量降低，组织微循环血流灌注量急剧减少，导致细胞损伤、重要器官功能障碍、代谢紊乱和结构破坏的急性全身性病理过程。

休克的分期

根据休克的发病过程分为休克早期、休克进展期和休克晚期。

休克早期 又称休克代偿期。机体处于应激反应早期阶段，通过身体的多种代偿机制维持血压稳定和重要器官的血液灌流，患者常表现为烦躁不安、出冷汗、面色苍白、心跳加快、脉搏细速、四肢冰冷、尿量减少、血压下降、脉压缩小。

休克进展期 又称休克失代偿期。休克早期如未能及时诊治，休克将逐渐加重，患者皮肤颜色逐渐从苍白转变为发绀，指端和口唇尤其明显，并逐渐出现表情淡漠或神志不清，严重时可出现心、肺、肾、肝等多脏器功能衰竭。

休克晚期 又称为休克难治期或不可逆休克期。患者病情危重，血压显著降低，甚至测不出，给予升压药也难以维持血压；血管萎陷，静脉输液变得十分困难；心音低弱，脉细如丝甚至难以触及；呼吸窘迫；凝血功能障碍，甚至出现弥散性血管内凝血；神志改变，出现意识模糊甚至昏迷。

休克的分型

按照休克的病因可以分为以下类型。

低血容量性休克

急性大量出血：失血性休克是由大量出血引起的，常见于外伤出血、胃肠道出血、产后大出血等。失血性休克的发生，与失血量和失血速度有关。一个体重 70kg 的人血容量大约 5L，如果失血量少于全身血量的 15%，机体可以通过自身代偿来保持血压和组织、器官灌注稳定；如果失血量超过全身血量的 15%，又得不到及时补充，即可发生休克；如果失血量超过全身血量的 40%，又得不到及时补充，可迅速导致死亡。

急性大量丢失液体：大量体液丢失引起的休克，常见于剧烈呕吐、腹泻、肠梗阻、大量出汗、糖尿病患者多尿等。

感染性休克 又称脓毒症休克。人体各个部位（如肺部、腹部、泌尿系）、各种类型（如细菌、真菌、病毒、立克次体）的严重感染均可引起感染性休克。它是感染性疾病的危重阶段，其病死率较高，如果不能得到及时有效的救治逆转病情，则很容易导致死亡。

创伤性休克 各种严重的创伤，常因大量失血和剧烈疼痛引起创伤性休克。常见于各种车祸、高处坠落、自然灾害、战伤等。

烧伤性休克 大面积烧伤通常伴有血浆大量丢失，可出现休克表现。休克早期通常是因为大量液体丢失和严重疼痛引起血压下降所致；随着休克病情的变化，中晚期常继发严重感染，进展为感染性休克。

心源性休克 通常由于心脏泵功能衰竭，心排出量急剧减少，导致有效循环血量急剧减少和组织灌注显著不足所致。常见于急性大面积心肌梗死、严重心律失常、重度心力衰竭、急性心肌炎、心脏破裂等。

过敏性休克 过敏体质的人接触某些食物、药物（如各种疫苗、头孢类、青霉素类抗生素等）及输血或血液制品后引起的严重过敏反应所导致的休克，称为过敏性休克。

神经源性休克 剧烈的疼痛、严重的颅脑创伤（尤其是脑干等创伤）、高位脊髓损伤或麻醉过深等可引起血管运动中枢抑制，阻止血管扩张，循环血容量相对不足，进而导致神经源性休克。

梗阻性休克 是各种原因导致的血流主要通道受阻，有效循环血量急剧下降引起的休克。可分为心外梗阻性因素（如张力性气胸、主动脉夹层、心脏压塞、肺栓塞）和心内梗阻性因素（如心瓣膜结构异常、室间隔穿孔、乳头肌断裂、心房黏液瘤）。

休克是各种疾病进展到危重阶段的一种危及生命的状态，是疾病紧急、危重的表现，如不能及时通过治疗逆转病情，往往病死率较高。早期诊断、治疗休克，并给予规范化的重症监护治疗，对挽救生命尤其重要。当疾病发生时，如果患者出现烦躁不安、出冷汗、面色苍白、心跳加快、脉搏细速、四肢冰冷、尿量减少、血压下降、脉压缩小等症状，要引起高度重视，这可能是休克早期表现，应尽早至 ICU 治疗，及时的诊断、救治是休克能够改善的关键。

什么是晕厥、如何救治

什么是晕厥

晕厥是指一过性全脑血液低灌注导致的短暂意识丧失，特点为发生迅速、一过性、自限性并能够完全恢复。发病时往往因肌张力降低、不能维持正常体位而跌倒。通俗来讲，就是各种原因引起的脑供血、供氧或能量不足导致的短暂性意识丧失，可以自行恢复。随着跌倒这一动作的发生，全身血液重新分布，大脑由人体最高位变成低位，脑灌注迅速恢复后意识恢复。

晕厥的分型

发生晕厥的原因可能是心血管因素，也可能是神经因素，又或是其他因素，因此将晕厥分为血管迷走神经反射性晕厥、心源性晕厥、脑血管性晕厥及其他原因所致晕厥。

血管迷走神经反射性晕厥　是由交感神经或迷走神经反射异常引起周围血管扩张和/或心动过缓造成的晕厥，是最常见的病因。

心源性晕厥　包括心律失常或器质性心血管疾病所致晕厥，危险性高、预后较差。

脑血管性晕厥　因脑血管狭窄或堵塞而致大脑供血不足，导致脑组织缺血、缺氧。

其他原因所致晕厥　如因低血糖、重症贫血所致晕厥。

晕厥的治疗

平时注意工作和生活环境的通风，不要熬夜，对体质较弱的女性患者，应鼓励其多参加体育锻炼。遇到晕倒的情况莫慌张，第一时间到附近医院就诊，或拨打 120 急救电话等待救援。到达医院后应完善相关检查，明确病因，医生会根据患者的原发疾病情况给予积极治疗，如高血压患者应给予降压治疗；贫血患者应纠正贫血；低血糖患者应补充葡萄糖；低血压患者应立即补液；心源性晕厥患者应给予心肺复苏；脑血管性晕厥患者应给予改善脑血流治疗，并且需要专科专治。

若发病地点附近没有就诊条件或在等待救援期间，需要及时停止活动，就近找一个安全的地方平卧，待症状缓解后再起来。对于确诊晕厥的患者，再发的可能性极高。有颈动脉窦晕厥史的患者，不要穿高领衣服；咳嗽性晕厥的患者应注意预防感冒，及早治疗呼吸道感染；排尿性晕厥的患者，要注意有人陪伴居住，并在洗手间安装扶手等，以免晕倒时摔伤。

需要注意的是，晕厥可以产生严重后果，如心源性晕厥、脑血管性晕厥，本身存在心脏、脑血管方面的基础疾病，再发晕厥的可能性极高，若不及时就医治疗，基础疾病可能进一步发展至心力衰竭、心源性休克、脑梗死等严重情况。

晕厥与休克的区别

休克是指某种因素导致的不能自行恢复的血压降低，脑供血不足引起的意识障碍。一般与体位无关。

晕厥与休克的区别

对比项	晕厥	休克
诱因或病因	应激状态、过度疲劳、睡眠障碍、精神刺激、电解质紊乱、低血糖等	基础疾病、创伤、出血、感染、过敏、心肌梗死等
发作时间	短，一过性，可自行恢复	不能自行恢复，需要紧急治疗
血压	可有或无血压下降	有血压下降
体位	多发生在直立性体位	与体位无关
意识状态	意识丧失	可有不同程度的意识障碍

续表

对比项	晕厥	休克
治疗建议	平卧位或者将双下肢抬高，确定气道是否通畅，数分钟后可自行苏醒	积极复苏并寻找病因，为出血者止血并进行成分输血，为过敏者进行抗过敏治疗，为感染者进行抗感染治疗等
器官障碍	大脑短暂缺血，无器官障碍	导致各种器官不同程度的损害

由此可见，晕厥和休克存在很大差别，但无论是晕厥还是休克，都应该第一时间就医。

什么是心搏骤停、如何救治

什么是心搏骤停

心搏骤停是一种突如其来的恶性事件，指各种原因所致的心脏射血功能突然中止，如不能得到及时、正确的救治，将导致猝死。心搏骤停可以发生在院内，也可以发生在院外。本文主要涉及院外心搏骤停的判断和救治。在我国，院外心搏骤停的抢救成功率不到 10%，侥幸存活的患者也可能遗留不同程度的脑功能受损。大脑耐受缺血的时间仅为 4～6 分钟，医护人员很难在这个时间内到达现场实施抢救，因此全民普及心肺复苏知识，可以提高院外心搏骤停的抢救成功率。

心搏骤停的判断

心搏骤停的判断需要两个必备条件：首先是意识丧失；其次是没有呼吸或仅有濒死呼吸。专业人士需要在 10 秒内判断颈动脉搏动是否存在（喉结旁开 1.5cm 左右，不要两侧同时触及），非专业人士可以不必对此进行判断，只要存在前述两个必备条件即可判断为心搏骤停，立即开始实施抢救。

意识丧失可以通过大声呼唤、拍打患者来确认；没有呼吸可以通过观察胸廓起伏及感触鼻息等方法判断。困难的是存在呼吸，但非正常呼吸患者的识别，非专业人士很难判断什么是“濒死呼吸”，或者认为既然存在呼吸，那么就不是心搏骤停而延误抢救时机。事实上，发生心搏骤停的部分患者可能存在自主呼吸，但与正常呼吸大不相同，表现为张口深吸气，伴有头部较大幅度的动作，也会有较大的鼾音，呼吸频率较正常更慢。医学上形容这种呼吸为“叹息样呼吸”，有人以“离开水的鱼”来形容这种呼吸方式。濒死呼吸往往提示患者刚刚发生心搏骤停，这时候开始抢救，成功率更高。

心搏骤停是一个偶然事件，绝大部分心搏骤停的目击者是第一次碰到这种情况，不可能完全准确地判断出患者是否确实是心搏骤停，这时只要判断患者可能存在心搏骤停就可以实施抢救。即使患者并未发生心搏骤停，胸外心脏按压对患者造成的伤害也较低。

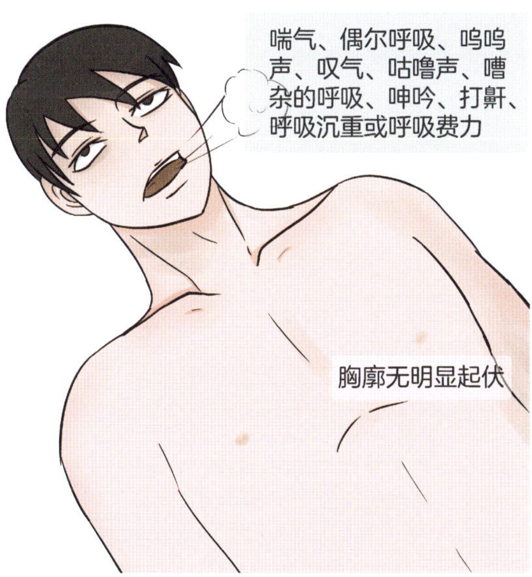

濒死呼吸

心搏骤停的治疗

《2020 年美国心脏协会心肺复苏及心血管急救指南》规定了关于院外心肺复苏指南的急救流程，即一旦判断发生心搏骤停，首先应确保环境安全，拨打 120 急救电话；其次，立即实施心肺复苏（CPR），最重要的是胸外心脏按压；再次，有条件的应快速开始除颤；最后，专业人员给予高级生命支持。复苏成功后应该进行综合治疗，以确保患者康复。

作为非专业人士，应做到以下三项内容。

启动应急反应系统　在实施抢救前一定要确认环境安全，如果只有一个人，在心肺复苏前要大声呼救并拨打 120 急救电话，如果是多人，确保有人拨打 120 急救电话。

高质量心肺复苏　胸外心脏按压的位置在两乳头连线与身体正中的交叉处，按压手法为双手叠扣，手腕、手肘伸直，掌根置于按压点，利用上半身的重量垂直向下按压，按压深度至少 5cm，按压后保证胸廓回弹，但掌根不应离开胸壁，频率为 100～120 次 / 分。做 30 次胸外心脏按压后要接着做 2 次人工呼吸。人工呼吸前清除患者口腔分泌物，一只手抬起患者下颌，另一只手掌根按压患者额头，使患者仰头，打开气道，拇指及示指捏住患者的鼻子，深吸一口气，用嘴巴包裹住患者的嘴巴向口中吹气。2 次人工呼吸后继续胸外心脏按压，如此循环进行。注意，非专业人员院外复苏时，必须进行胸外心脏按压，即使没有人工呼吸，胸外心脏按压 + 打开气道仍然可以通过胸廓起伏供给患者一定氧气。

快速除颤　临床上，心搏骤停可分为三型，即心室颤动型、心室停顿型和电 - 机械分离型，但无论是哪一种心搏骤停，如不及时救治，数分钟后都会转为心室停顿。心室颤动可以通过电除颤来恢复自主心律，自动体外除颤仪（AED）操作简便，可自动识别患者是否需要电击治疗。如能获得自动体外除颤仪，应优先应用。在多人复苏的情况下，准备使用自动体外除颤仪时不应停止心肺复苏。

在院外进行心肺复苏，需要持续到 120 急救人员到来，或患者恢复意识和自主呼吸，面色、口唇转红润，此时方可暂停心肺复苏。

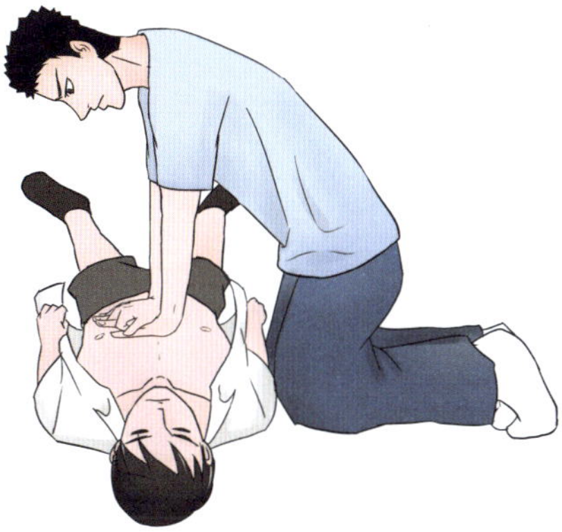

胸外按压

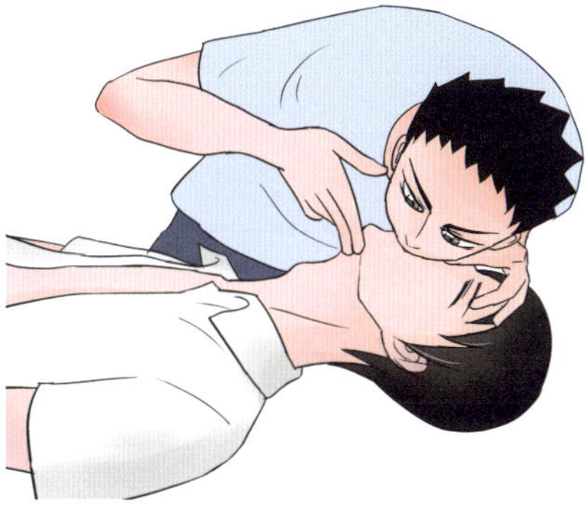

人工呼吸

什么是心肺复苏、心肺脑复苏

什么是心肺复苏

心搏骤停是突发事件，往往无明显预兆，心脏突然停止跳动，引起脑血流显著减少，导致意识丧失。心搏骤停后早期进行心肺复苏，有可能逆转结局，如果没有实施抢救或心肺复苏过晚，则可引起死亡。针对心搏骤停的抢救措施就是心肺复苏。

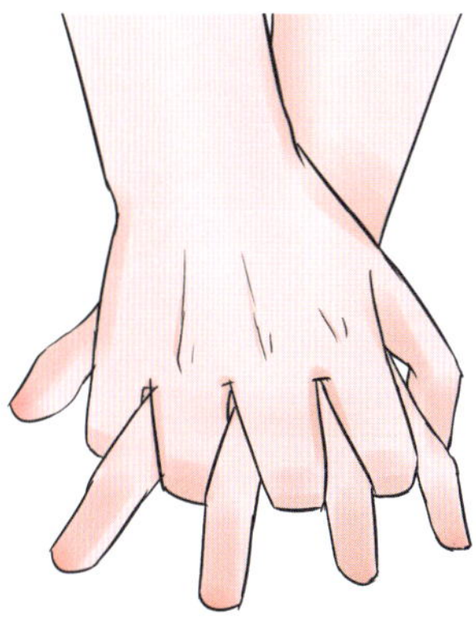

双手交叉胸外按压

医务人员在判断患者无反应或无意识，合并呼吸异常或无呼吸的同时，进行脉搏检查，如未扪及脉搏即为心搏骤停，应启动心肺复苏。

第一步：胸外心脏按压。高质量心肺复苏应做到：①只要心搏骤停患者的现场环境安全、具备有效心肺复苏的条件，应立即开始抢救；②患者最好平卧位于硬板床或地面上；③抢救者一只手的掌根部放在患者胸部中央（胸骨下 1/2 处），另一只手掌根部放在其上，双手手指重叠，按压深度为 5～6cm（至少 5cm，避免超过 6cm），频率为 100～120 次 / 分；④按压时，按压和回弹时间为 1∶1，使胸廓充分回弹；⑤及时更换按压人员，尽量减少按压中断时间；⑥在整个心肺复苏期间，胸外心脏按压的时间比例要在 60% 以上。

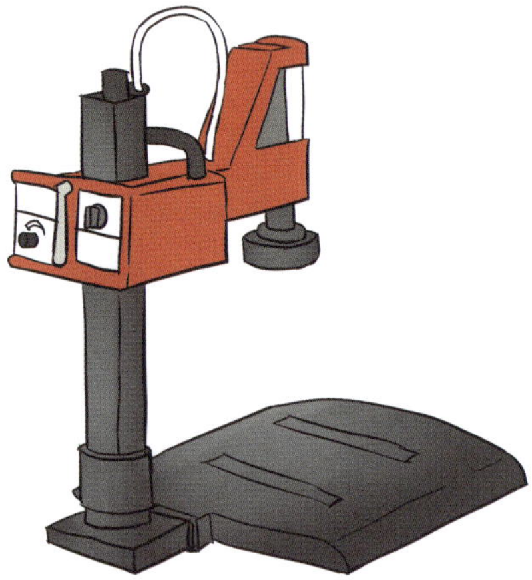

心肺复苏胸外心脏按压装置

优先进行高质量的徒手胸外心脏按压，而在施行高质量徒手胸外心脏按压存在困难时，推荐在有可能导致按压中断的情况下使用机械按压装置。

第二步：开放气道。包括仰头抬颏法和托颌法。

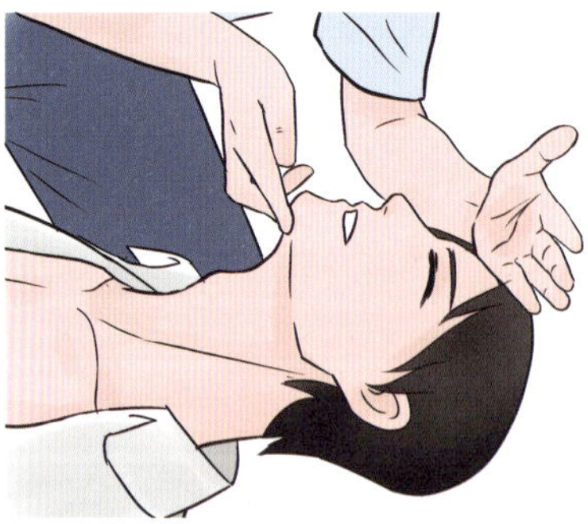

仰头抬颏法

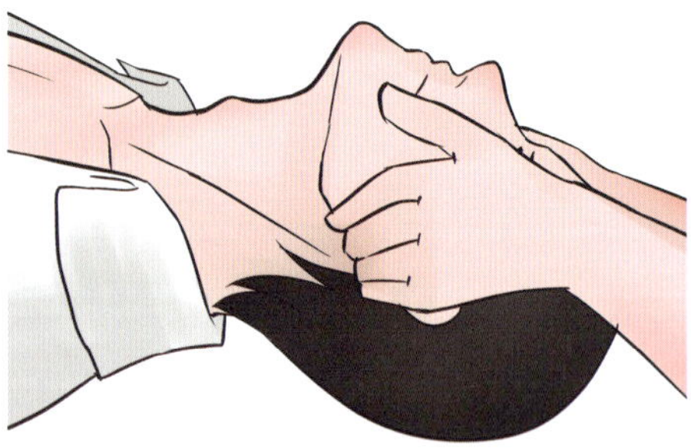

托颌法

第三步：人工呼吸。需要注意：①每次通气的潮气量为 500～600mL，或看到胸廓起伏；②如未进行气管插管，可采用球囊面罩通气或口对口吹气；③每次通气须超过 1 秒；④如采用口对口吹气，每次平静呼吸后吹气前不需要深呼吸；⑤如遇到通气困难，须考虑气道开放不佳，可重新开放气道；⑥避免通气量过大或通气过于频繁。如果条件允许，可采用可行的最高吸氧浓度。

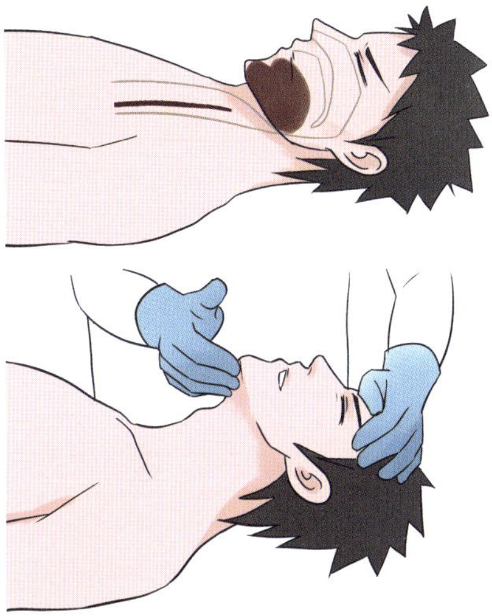

开放气道

按压－通气需要注意四点：①在未进行气管插管前，医务人员可以 30:2 的比例进行按压－通气；②在未进行气管插管前，医务人员在持续胸外心脏按压时给予 10 次 / 分的非同步通气；③如已进行气管插管，在持续胸外心脏按压时可按 10 次 / 分（6 秒 / 次）的频率给予通气；④尽量减少按压中断或按压延迟。

对于心室颤动或无脉搏的室性心动过速，电除颤是有效手段，需要持续进行心肺复苏直至有除颤器（或自动体外除颤仪）可使用；除颤后立即开始心肺复苏；不建议双重连续除颤。

心搏骤停预防和早期预警的目标是尽可能在事件发生前对各种危险因素或前驱状态进行及时干预，从而尽可能避免心搏骤停的发生，最终降低心搏骤停的发生率及其带来的疾病负担。常见的引起心搏骤停的可逆原因包括 6H（低血容量、低氧、酸中毒、高钾 / 低钾血症、低体温、低血糖）和 6T（创伤、心脏压塞、张力性气胸、冠状动脉血栓、肺栓塞、中毒）。

什么是心肺脑复苏

心肺复苏后会出现脑功能损害，如烦躁、嗜睡，甚至深昏迷，昏迷越深，则预后越差。复苏后长期存活患者 10%～30% 会有永久性脑功能损害。心肺复苏的同时重视脑功能的恢复，脑复苏是心肺复苏的最终目标，逆转临床死亡的全过程统称为心肺脑复苏。

脑复苏的措施有呼吸、循环支持，亚低温治疗及神经保护等。亚低温治疗的注意事项：①将体温稳定在 32～36℃；②达到目标体温后维持至少 24 小时；③在目标体温管理后积极预防昏迷患者发热；④不建议常规在自主循环恢复后通过快速静脉输注冰盐水的方式进行院前低温治疗。

什么是心脏电复律、如何使用自动体外除颤仪

正常人心脏跳动是从窦房结发出信号，依次下传，从而刺激心脏正常跳动，产生窦性心律。心脏出现器质性病变或心脏神经调节功能异常时，可影响信号的产生和传导，引发心律不齐或心律失常。

心脏电复律

心脏电复律是指在严重快速型心律失常时，将一定强度的电流迅速通过心脏，使大部分甚至全部心肌细胞在电流通过的瞬间同时触及，终止异位心律，由自律性最高的窦房结重新主导心脏节律，使之转变为窦性心律。心脏电复律可分为两类，即同步电复律和非同步电复律（即电除颤）。

电除颤和电复律的区别

电除颤　可分为体内和体外两种方式，常用体外方式，即经胸壁除颤、复律。体内方式仅用于心外科手术或正在开胸抢救的患者。

心室颤动是心搏骤停时最常见的心律失常。有效的胸外心脏按压和人工呼吸可以提供灌注和通气，维持部分心脑功能，但难以转为窦性心律。迅速地将心室颤动心律恢复至窦性心律是复苏成功的关键，而终止心室颤动最有效的方法是电除颤。心室颤动时已无心动周期，故除颤仪可在任何时间放电。

电复律 不同于电除颤，任何异位快速心律失常只要有心动周期，心电图上有 R 波，即可通过同步装置使放电时电流和心电图 R 波同步，电流刺激落在心室肌的绝对不应期（避开心室的易损期），从而终止异位心律，恢复窦性心律。

电极板位置的选择

心底区 置于患者右侧锁骨下方胸骨右缘（胸骨右缘第 2～3 肋间心底部）。

心尖区 与左乳头齐平的左胸下外侧部（左侧腋中线第 5 肋间心尖部）。

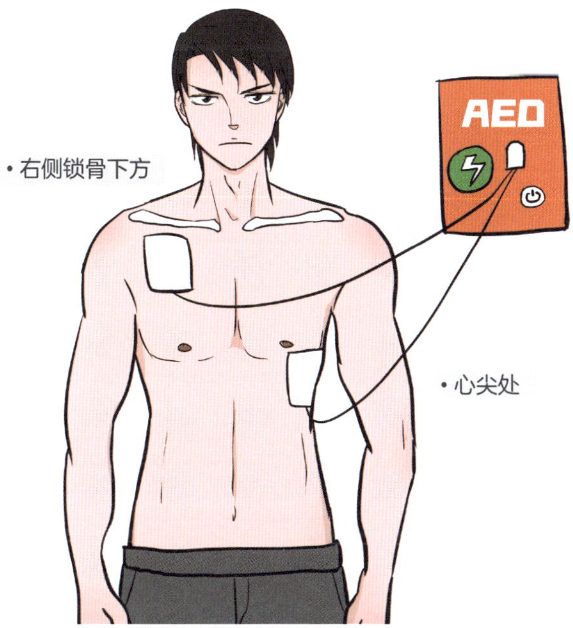

自动体外除颤仪的电极板位置

若患者体内置入了起搏器等装置，电极片不得放置在置入装置上。

其他可选择的位置

置入装置位置	电极片位置	
	位置 1	位置 2
前－左肩胛位	心底区	背部左肩胛下
前－右肩胛位	背部右肩胛角	心尖区
前后位	胸骨左缘第 4 肋间	左肩胛下区

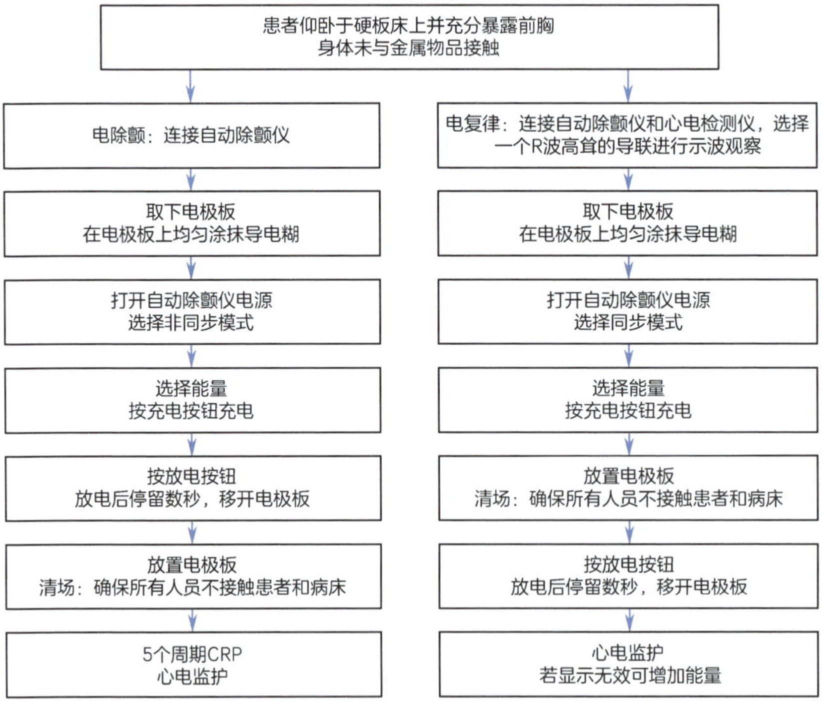

电除颤和电复律的操作流程

注意：放置电极板时，电极板和皮肤应紧密接触并有一定压力，两个电极板之间距离不小于 10cm。

如何使用自动体外除颤仪

自动体外除颤仪是一种便携式医疗设备，可以诊断特定类型的心律失常，并给予电除颤，可供非专业人员使用，用于抢救心搏骤停的患者。在“黄金 4 分钟”内使用自动体外除颤仪辅助心肺复苏，能提高抢救成功率，被称为“救命神器”。目前，多地区人流密集的公共场所已配备自动体外除颤仪。

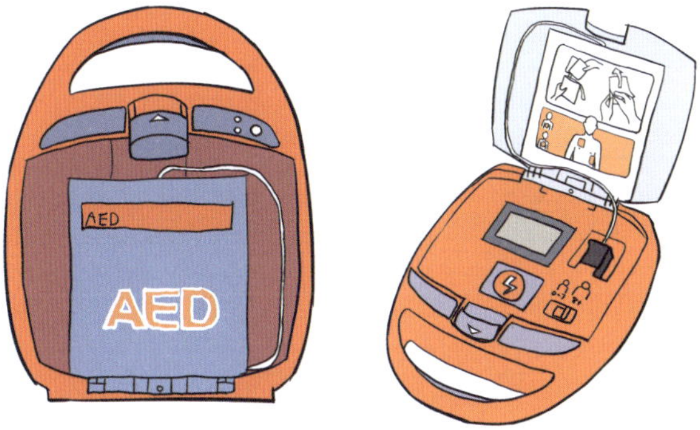

自动体外除颤仪

如果在公共场所发现有人突然倒地，可按照以下步骤进行抢救。

准备工作

◎ 评估环境，保障安全。

◎ 检查患者情况，轻拍其肩膀，在耳侧呼唤患者，观察有无反应（意识）；解开衣领，观察有无呼吸；手指压在患者颈动脉处，判断有无搏动，若无搏动，可判断为心搏骤停。

◎ 大声呼救并请周围人员协助尽快拨打 120 急救电话。

◎ 若为心搏骤停，则立即开始心肺复苏，并尽快取来自动体外除颤仪。

自动体外除颤仪的操作步骤

◎ 开机，打开包装，打开自动体外除颤仪开关，听其语音提示。

◎ 按照自动体外除颤仪上的图示，将电极贴在患者胸部皮肤上。

◎ 将电极插头插入插座。

◎ 自动体外除颤仪自动分析心律，暂不要触碰患者。

◎ 如提示“建议除颤，正在充电中”，此时不要接触患者身体。

◎ 根据提示，按放电按钮进行除颤。

◎ 除颤完成，继续进行心肺复苏。

◎ 2 分钟后，自动体外除颤仪将再次对心律进行自动分析。

◎ 抢救者观察患者的意识、心率、呼吸，若未恢复，则继续进行心肺复苏及使用自动体外除颤仪。

◎ 持续抢救至患者恢复或急救人员到达。

• 根据AED语音提示进行操作

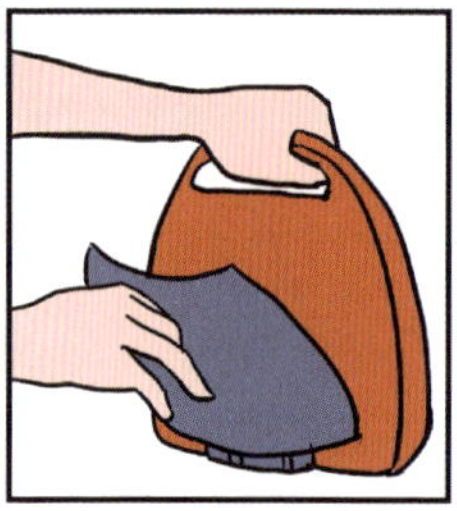

第一步：打开AED

有的AED打开后会自动开机，
有的需要按电源键开机。

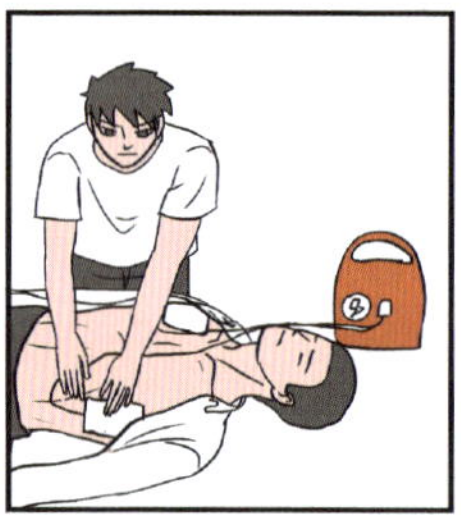

第二步：贴电极片

在贴好电极片后，AED会发出语音提示，指导抢救者将插头插入插孔中。

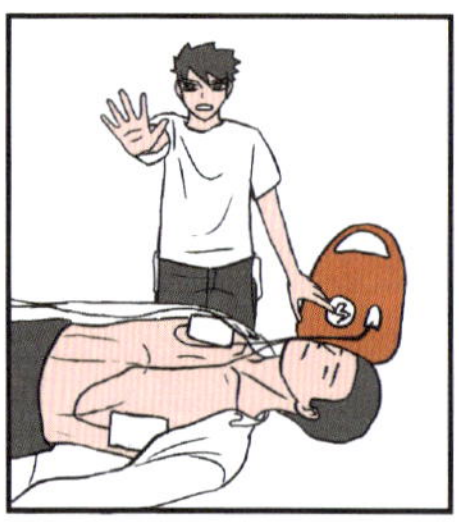

第三步：分析心律及电除颤

AED提示正在分析心律时不要触碰患者。如建议除颤，则按下除颤键，不要触碰患者身体。若分析后提示不需要除颤，则不建议电击。

• 除颤后立即继续进行心肺复苏。

AED 操作示意图

什么是人工呼吸、如何实施

生命离不开氧气，氧气离不开呼吸，呼吸是机体与外界环境之间进行气体交换的过程，吸入氧气，呼出二氧化碳，一吸一呼间维持机体的正常运转；一旦呼吸停止，人就会在短时间内因缺氧而死亡。

什么是人工呼吸

人工呼吸，就是用人为的方法帮助呼吸停止的患者进行被动呼吸的过程，其原理就像吹气球一样，首先向患者的呼吸道吹气，克服气道阻力，将气体吹入肺，从而使肺扩张，此时患者的胸腔会鼓起，然后放松，患者的胸腔恢复至原位，肺和胸廓的弹性回缩力会把体内的二氧化碳挤出去，即完成呼气过程，如此反复进行，就起到了气体交换（呼吸）的作用，维持生命。请记住：只要患者呼吸停止或呼吸非常微弱，就应该实施人工呼吸。

人工呼吸的方法有很多，包括口对口人工呼吸（向患者口中吹气）、口对鼻人工呼吸（向患者的鼻子里吹气）及口对口鼻人工呼吸（同时向患者的口和鼻吹气，此方法适用于婴幼儿）；还有面罩加压人工呼吸、俯卧压背法、仰卧压胸法等，但以口对口人工呼吸最常用且有效。

如何实施人工呼吸

◎ 使患者处于仰卧位，胸腹朝上。

◎ 清理患者的口鼻异物。

◎ 抢救者一手放在患者的前额并向下施压，同时捏住患者的鼻孔，另一手放在患者下颌部（即下巴下方），将患者下颌上抬，使患者头尽量后仰，这样就能保持呼吸道通畅。用手捏住患者的鼻子。

◎ 以自己的嘴封闭患者的嘴，并向患者口内吹气 1～2 秒钟，吹气的同时要观察患者的胸部，看到胸壁略微隆起即完成“吸气”；吹气后嘴离开，同时松开患者的鼻孔，让患者的胸壁恢复原状，完成“呼气”。

◎ 捏住患者的鼻子，再次吹气、放松，如此反复。

吹气的频率是每分钟 10～12 次，如患者有口腔外伤或其他原因导致口腔不能打开时，可以采用口对鼻人工呼吸；如果发现患者心脏、呼吸均已停止，立即实施心肺复苏，应先实施胸外心脏按压 30 次，再行人工呼吸 2 次，如此反复进行，直到急救人员到来。

注意：吹气时两嘴要对紧，不能漏气；捏住鼻子是为了避免气体从鼻孔漏出，同理，口对鼻人工呼吸时应使患者口部闭合。

什么是重症肌无力、如何救治

什么是重症肌无力

重症肌无力是一种自身免疫性疾病，主要表现是神经与肌肉传递障碍，全身骨骼肌均可受累，以眼外肌、咀嚼肌、吞咽肌和呼吸肌受累多见。易疲劳、晨轻暮重、休息后可减轻是本病主要特点。任何年龄均可发病，国内发病年龄有两个高峰，一个是在 10 岁以下，另一个是在 20～30 岁，40 岁以前女性发病多于男性，40 岁以后男性发病多于女性，患者多伴有胸腺瘤。

重症肌无力的病因是神经 - 肌肉传递异常，主要与乙酰胆碱受体抗体在体内发生自身免疫反应有关。此外，还与体液或细胞免疫因素有关。正常情况下，神经系统发出指令，传递至神经 - 肌肉接头处，受体接到指令，肌肉收缩。患病后血液中存在乙酰胆碱受体抗体，使突触后膜有效乙酰胆碱受体数量减少，导致乙酰胆碱的传递功能减退，肌肉收缩减少，表现为肌无力。

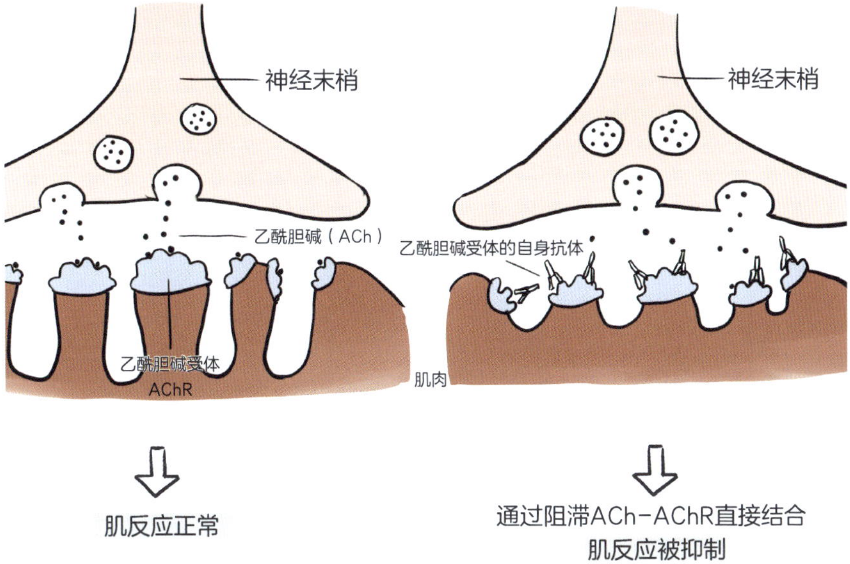

重症肌无力的机制图

重症肌无力的症状

重症肌无力发病初期症状较轻，容易被忽视，可能仅感到眼或肢体酸胀不适，或视物模糊、易疲劳。随着病情发展，多部位肌肉明显疲乏、无力，下午或晚上劳动后加重，早上起床或休息后好转。典型症状：①眼皮下垂，视物模糊、有重影、斜视，眼球转动不灵活；②表情淡漠、大舌头样说话，可能带有鼻音；③咀嚼吃力、喝水容易呛、吞咽困难；④头抬不起来，扭脖子、耸肩无力；⑤四肢抬举无力、行走困难，甚至不能站立。

重症肌无力的诊断

具备典型症状　有以上典型症状者，要高度重视，及时到医院就诊。

相关检查辅助诊断　①新斯的明试验：适量新斯的明肌内注射，注射后观察症状，若改善（1 小时左右最佳，持续 2~3 小时），认为新斯的明试验阳性；②肌电图：利用电刺激运动神经，记录肌电图有无衰退现象；③胸部 CT 或磁共振：发现胸腺增生或胸腺瘤，必要时做增强 CT；④腰椎穿刺：脑脊液、血清同时检查到重症肌无力相关抗体，多数全身型和眼肌型重症肌无力患者能检测到血清乙酰胆碱受体抗体阳性。

肌无力危象 属于最危急状态，病死率很高。随着病情急剧恶化，患者出现呼吸困难、吞咽困难而危及生命时，称为肌无力危象。此类患者要急送至 ICU 住院治疗。患者咳嗽无力，无法咳痰，一旦有痰卡住气管，会发生窒息，应及时进行气管插管，保持呼吸道通畅；患者自主呼吸力量减弱，应使用呼吸机辅助通气，保证氧气正常输入，避免缺氧；同时需要辅助吸痰。

胆碱能危象 由胆碱酯酶抑制药物应用过量引起，患者肌无力加重，表现为肌肉跳动、瞳孔缩小、出汗、唾液增多、恶心、呕吐、腹泻等症状。

反拗危象 由于对抗胆碱酯酶药物不敏感而出现严重的呼吸困难，依酚氯铵试验无反应的现象，此时应停止使用抗胆碱酯酶药物。

重症肌无力的治疗

药物治疗 ①抗胆碱酯酶药物（溴吡斯的明 / 新斯的明）：按照医嘱口服用药。②肾上腺皮质激素：开始使用大剂量，根据病情逐渐减量。对于肌无力危象患者，可给予大剂量激素冲击治疗。③环磷酰胺：适用于不能耐受激素者、激素治疗无效者、胸腺切除术后效果不佳者、激素减量即复发者。④丙种免疫球蛋白冲击治疗：对于严重的全身型重症肌无力治疗效果显著。⑤禁用有阻断神经肌肉作用的药物。

胸腺切除 ①伴胸腺瘤的各型重症肌无力患者；②伴有胸腺肥大并且乙酰胆碱受体抗体检测水平较高的年轻女性全身型重症肌无力患者；③抗胆碱酯酶药物保守治疗效果不佳，即使未发现胸腺瘤，也可以切除胸腺。

血浆置换 对于重症患者，血浆置换能快速清除致病抗体，缓解病情。

加强护理 注意口腔护理，保持呼吸道湿润，加强翻身、拍背，促进排痰，严防窒息；预防压疮。

重症肌无力是一种慢性病，危重患者可能需要长期卧床并使用呼吸机辅助通气，患者往往思想负担较大，要耐心对患者进行心理疏导。

什么是一氧化碳中毒、如何救治

什么是一氧化碳

一氧化碳是一种无色、无味、无刺激性的气体。在生活和生产环境中，含碳物质燃烧不完全，就可产生一氧化碳。

高炉煤气、煤矿瓦斯爆炸、炼钢、烧窑、矿井打眼、放炮等均可产生大量一氧化碳；化学工业合成氨、甲醇、丙酮等都要接触一氧化碳。

在生活中，失火现场在通风不好的浴室内使用燃气加热器淋浴；在通风不好的室内使用没有烟囱的火炉烧水、做饭，或烟囱漏气；在密闭的空调车内滞留过长时间等都可产生一氧化碳。如果一氧化碳排放不及时，被吸入人体内，就会发生急性一氧化碳中毒（俗称“煤气中毒”），不及时识别及救治，轻则乏力、头晕、心悸、樱桃红色口唇、恶心、嗜睡，重则出现呼吸困难、意识丧失，甚至危及生命。

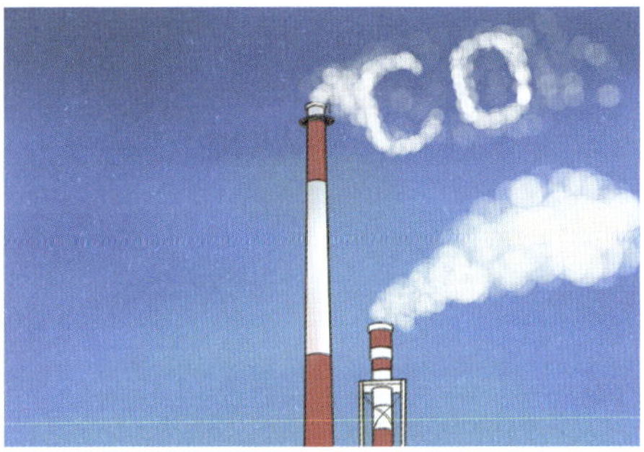

一氧化碳排放

什么是一氧化碳中毒

一氧化碳被吸入体内后，和血液中的血红蛋白结合，形成碳氧血红蛋白（COHb），一旦吸入过量一氧化碳，导致碳氧血红蛋白明显增高，就会出现多种临床表现，甚至造成不可逆的严重后果。下表是碳氧血红蛋白在一定氧气浓度下释放一半一氧化碳需要的时间，由此可见一旦发生一氧化碳中毒，脱离原环境后吸氧很重要，特别是早期高压氧治疗。

碳氧血红蛋白在一定氧气浓度下释放一半一氧化碳需要的时间

氧气浓度(%)	时间/分钟
新鲜空气(氧浓度为21%)	240
纯氧(氧浓度为100%)	40
高压氧(3个大气压的100%氧气)	20

一氧化碳中毒的症状　一氧化碳中毒可分为三级，具体表现如下。

一氧化碳中毒的症状

中毒程度	碳氧血红蛋白浓度	症状
轻	10%~20%	头痛、头晕、恶心、呕吐、心慌、乏力；冠心病患者出现心绞痛；脱离中毒环境并吸入新鲜空气、氧疗后症状可迅速消失
中	30%~40%	口唇黏膜可呈樱桃红色，气短、胸闷、呼吸困难、视物不清、判断力降低、出现幻觉、运动不协调、嗜睡、意识不清或胡言乱语等；氧疗后可恢复正常且无明显后遗症
重	大于40%	迅速出现昏迷、呼吸困难、脉搏不齐等表现；可睁眼、不语、不动、大小便失禁、四肢僵硬；部分患者合并吸入性肺炎；昏迷时受压部位可出现红肿，甚至肌肉坏死，导致肾衰竭；死亡率高，幸存者有不同程度后遗症

急性一氧化碳中毒迟发性脑病　虽然急性一氧化碳中毒患者病情好转，但在2~60天后可再次出现痴呆、说胡话或不能说话、不理人、表情淡漠、四肢僵硬、抖动、偏瘫、小便失禁、失明、抽搐、听力下降等症状。

一氧化碳中毒的治疗

在生产、生活中，一旦疑似出现一氧化碳中毒，或发现一氧化碳中毒患者，应立即将其转移至空气新鲜的地方，休息、保暖，及时去医院急诊科就诊，严重患者直接收入 ICU。

在医院里，吸氧是首要的，有条件的应尽早进行高压氧治疗。同时，应使用脱水药以降低颅内压、稳定内环境，进行心、脑、肺等器官功能的对症支持治疗。

一氧化碳中毒的预防

一氧化碳中毒可以避免，一定要在生产、生活中提高警惕，加强预防一氧化碳中毒的宣教，特别是在学校、工厂、农村，要让更多人了解一氧化碳中毒的预防方法。在厂矿等一氧化碳中毒的高危环境中，工作人员应认真执行安全操作规程，进入高浓度一氧化碳环境前要戴好防毒面具。房间内的火炉要安装烟囱管道，定期检查、维护，防止管道漏气；使用燃气加热器淋浴时要注意通风。总之，一氧化碳中毒，预防最为关键。

什么是毒蘑菇中毒、如何救治

什么是毒蘑菇中毒

野生可食用蘑菇是大自然馈赠给人类的美味佳肴，不仅味道鲜美、肉质细嫩，而且营养丰富，是一种高蛋白、低脂肪的佳品，对保持人体健康和提高免疫力大有益处。但有些野生蘑菇被人们采摘误食后会出现中毒症状，严重者可导致死亡，这类野生蘑菇被称为毒蘑菇（也称毒蕈）。毒蘑菇中毒是一个对人类健康造成威胁的全球性问题，也是我国食物中毒引起死亡的最主要因素。这些毒蘑菇伤人甚至致死事件屡见不鲜，为人们敲响了“舌尖上”的警钟。

目前，我国已知的毒蘑菇种类大概有 400 种，分布广泛，引起的中毒事件呈季节性和地域性特点。每年 6～9 月是毒蘑菇中毒的高发期，以云南、贵州、四川、湖北、湖南、广西、广东为中毒高发地，其他省市也时有毒蘑菇中毒事件发生，其中 95% 以上的死亡病例为含鹅膏毒肽蘑菇中毒。

毒蘑菇中毒的症状

误采、误食毒蘑菇后的表现多种多样，症状往往不典型。一般潜伏期较短，多在食用后 6 小时内发病。早期主要表现为恶心、呕吐、腹痛、水样腹泻，也可伴有头晕、头痛、乏力等。此类中毒一般病程短、恢复快，预后一般较好，死亡者比较少。有些毒蘑菇可引起致幻作用，可以分为神经兴奋、神经抑制、精神错乱，以及各种幻觉反应，可能出现大汗、发热、流涎、流泪、眼花、视力减弱，甚至视物不清，部分可能出现胡言乱语、抽搐、昏迷或者木僵，严重者会因呼吸抑制而死亡，个别病例病程可长达 1～3 个月，容易被误诊为精神分裂症，精神症状一般随着毒性的消失而消失。

毒蘑菇中毒的治疗

如果食用了野生蘑菇后很快出现恶心、呕吐、腹泻、腹痛以及视物模糊等不适，就要高度怀疑毒蘑菇中毒。应该马上进行救治，尽快排出毒物，如催吐、洗胃、导泻，可用手指刺激咽喉引起呕吐以排出毒物。对于中毒以后没有呕吐的患者，需要喝大量稀盐水或者催吐，用 1% 的盐水或浓茶水反复洗胃，以免身体继续吸收毒素。目前对毒蘑菇中毒尚无特效解毒药。因此，出现中毒症状后应立刻将患者送往附近医院进行救治或呼叫救护车赶往现场，千万不要耽误时间，就诊时最好携带剩余蘑菇样品，以备鉴定毒蘑菇的种类，制订有效的治疗方案、判断预后。如果去医院路程较远，一时又找不到汽车等交通工具，应尽快设法与医院及有关部门取得联系，寻求帮助。

毒蘑菇中毒患者送入医院后应第一时间洗胃，阻止毒物吸收，1 小时内洗胃效果最佳；此外可以通过活性炭灌胃、导泻、胆汁引流等方式促进毒物排出、减少毒素再吸收。对于出现器官功能不全、进食毒蘑菇后发病潜伏期超过 6 小时或送检样本中检测到鹅膏毒肽等致死性毒物的患者，应尽早转入 ICU 治疗，包括稳定患者的生命体征、血液净化治疗、全身及脏器功能支持治疗等，对于出现无法逆转的肝衰竭患者，有条件的可进行肝移植。

目前，无简单易行、快速有效的毒蘑菇识别方法。不盲目采食野生蘑菇是预防毒蘑菇中毒的关键。建议大家去正规市场选购人工栽培的蘑菇或采摘熟悉的野生蘑菇食用。

什么是百草枯中毒、如何救治

什么是百草枯

百草枯是我国最早从国外引进的除草剂，不但价格低廉，而且除草能力极佳，能破坏植物组织使其迅速枯萎，且不受雨水的影响，是一种高效能的非选择性接触型除草剂，一旦接触土壤迅速失效，不会对土壤造成污染，深受农民喜爱。

什么是百草枯中毒

百草枯对人畜具有很强的毒性，未稀释的百草枯水剂多为 20% 的溶液，口服 5~15mL（约 1 瓶盖）可致死。因误服或自服百草枯引起急性中毒的事件屡有发生，且中毒后无特效药，患者死亡过程极其痛苦，故百草枯在民间被称为“死亡之水”，2014 年被国家相关管理机构撤销登记和生产许可。

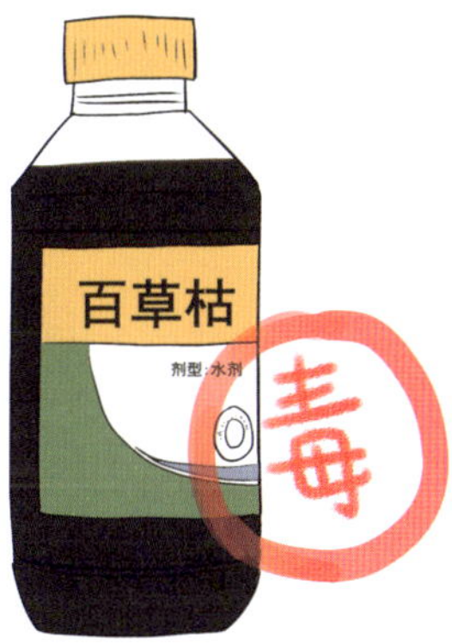

死亡之水——百草枯

百草枯毒性猛烈，可以经消化道、皮肤和呼吸道吸收。进入人体后会腐蚀皮肤黏膜，主要损伤的靶器官是肺，中毒者出现不同程度的胸闷、呼吸困难。百草枯中毒并非第一天即达高峰，很多喝了百草枯的患者一开始还能谈笑风生，面色如常，然而 1～3 天后（摄入量少的 1～2 周内）会出现肺纤维化，影响气体交换功能，最后死于呼吸衰竭。除了肺以外，百草枯还会损伤人体几乎所有的器官和系统，包括肝、肾、胃肠道，最终导致多脏器损伤，甚至死亡。

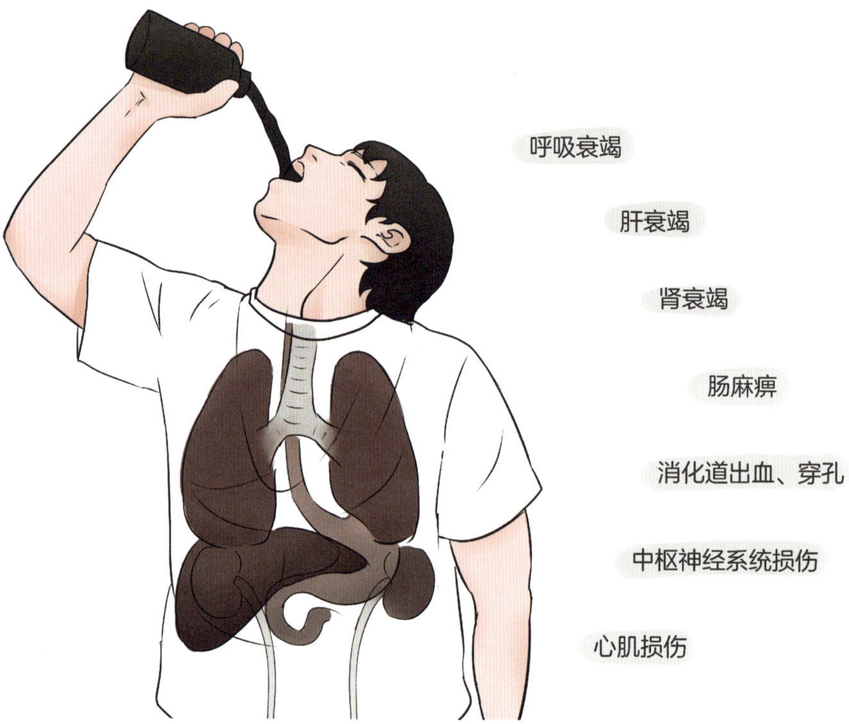
呼吸衰竭
肝衰竭
肾衰竭
肠麻痹
消化道出血、穿孔
中枢神经系统损伤
心肌损伤

百草枯危象

百草枯中毒的症状

常见的百草枯中毒途径多为经口摄入，少数为皮肤接触。如果使用的百草枯不含防护添加剂，则很容易与食物或者饮料混淆。完整的皮肤一般不容易中毒，但长时间皮肤暴露或者皮肤不完整（溃疡、割伤或者皮疹），仍有可能造成全身毒性。

口服百草枯会造成口腔和胃肠道直接损伤，具体表现为口腔烧灼感、疼痛、肿胀，接下来是胃肠道症状，包括恶心、呕吐，腹痛、腹泻，甚至呕血、便血；接下来的几天到几周内，患者可能出现咳嗽、胸闷、气短、呼吸困难以及少尿或者无尿等肾功能损害表现。摄入量大者，1天内可出现肺部症状加重，于数天内死亡；摄入量较少者，1周左右出现肺部症状加重，2～3周内多因呼吸衰竭死亡。

皮肤长时间接触百草枯会出现接触部位水疱、红斑、溃疡或坏死等。若百草枯不慎入眼，会导致角膜、结膜灼伤，甚至溃疡、穿孔。

百草枯中毒的治疗

一旦怀疑或明确百草枯中毒，应立即拨打120急救电话，在医护人员到来之前先做好急救：怀疑经口摄入者，可刺激咽喉部催吐，有条件者第一时间喂白陶土或活性炭；表皮污染者，脱除污染衣物后用肥皂水彻底

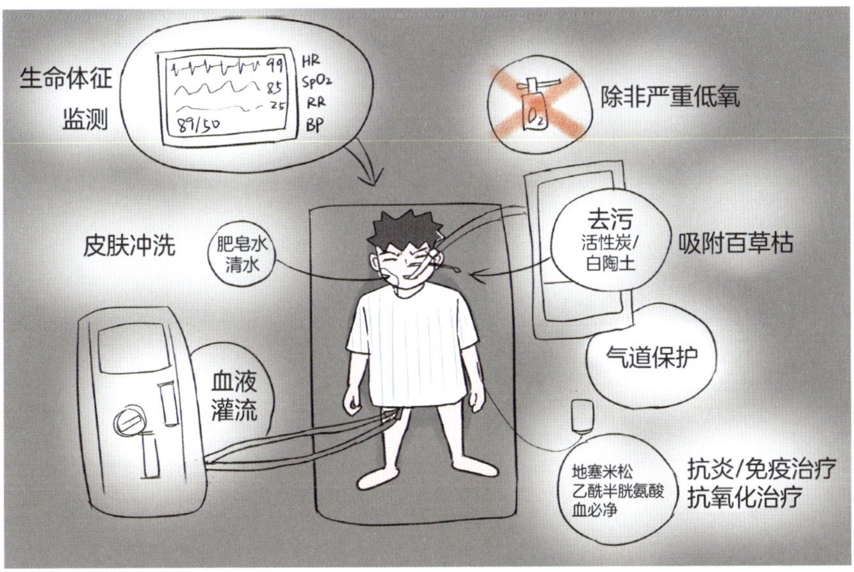

百草枯中毒的治疗

清洗皮肤，之后再用清水洗净；眼部污染者用流动清水冲洗 15 分钟，随后及时到医院就诊。百草枯中毒无特效解毒药，以综合治疗为主，具体措施包括催吐、洗胃、导泻等。

催吐、洗胃 经口摄入者应立即催吐，洗胃首选清水、肥皂水或 1%~2% 碳酸氢钠溶液，洗胃后立即注入吸附剂（15% 白陶土溶液或活性炭）。

导泻 洗胃后给予 20% 甘露醇、硫酸钠、硫酸镁或者中药（大黄、芒硝、甘草）导泻。

促进毒物排出 ①补液利尿，积极充分补液后应用利尿剂，“大进大出”加速毒物排泄；②血液灌流和血液透析，早期行血液灌流（2~4 小时内）可延长患者生存时间，对于肾功能不全的百草枯中毒者，可联合血液透析，随后根据血液中百草枯浓度和肾功能决定血液灌流或血液透析的频率。

防治肺部并发症及抗氧化治疗 ①激素联合免疫抑制剂，早期静脉应用大剂量糖皮质激素联合环磷酰胺冲击治疗可防治晚期肺纤维化，但使用中应注意药物不良反应；②抗氧化剂，临床常用的抗氧化剂包括谷胱甘肽、N- 乙酰半胱氨酸以及维生素 C 等，理论上可以清除氧自由基、减轻肺损伤，但临床效果不确切。

对症支持治疗 ①氧疗及机械通气，除非氧分压过低（<40mmHg）或者出现急性呼吸窘迫综合征，否则急性百草枯中毒者不宜吸氧。出现呼吸衰竭的，可考虑行机械通气，但效果亦不理想，若有条件可考虑行肺移植。②营养支持，非经口摄入百草枯者，无肠内营养禁忌的可尝试肠内营养，对于消化道损伤严重者，应给予肠外营养支持。③对症处理，包括止吐、镇痛，应用胃黏膜保护剂、抑酸剂等。

百草枯中毒的预防

①有关部门应加强监管，集中管理百草枯，严禁私存；②盛放百草枯的器皿应有警告标志，妥善放置，避免儿童误服和高危人群接触；③使用百草枯时穿长衣、长裤，戴防护镜，避免逆风喷洒。

有人形容百草枯中毒像“一场缓慢的活埋”，充分说明了它很可怕。虽然百草枯中毒救治成功率低，但中毒者并非全无生机。因此，不要放弃一丝一毫的救治机会，毕竟生命无价。

什么是敌草快中毒、如何救治

什么是敌草快

敌草快是一种农田、园林常用的强效除草剂。喷洒后可被绿色植物迅速吸收，而接触土壤后失去活性，残留低、易降解。主要用于除草，也可用于红薯、土豆、棉花、甘蔗等茎叶催枯脱叶。

说到敌草快，不得不提百草枯。可以这样说，敌草快是百草枯的“弟弟”，同属于联吡啶类化合物。百草枯除草效果好，曾一度在农田被广泛使用，但因死亡率高且无特效解毒剂，自 2016 年 7 月 1 日起，百草枯水剂禁止在国内销售和使用，而敌草快很快占领市场。

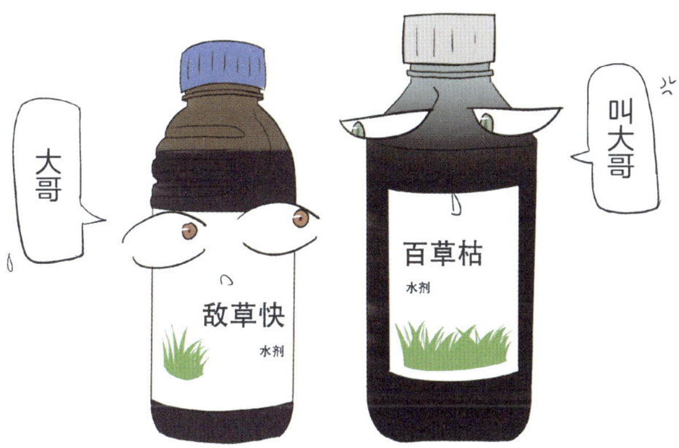

敌草快和百草枯

什么是敌草快中毒

尽管敌草快毒力没有百草枯强，中毒后肺损伤没有百草枯严重，但同样会造成消化道、肾、肝、神经系统、生殖系统等不同程度损伤，重者依然会引起死亡。因价格等问题，市场上可能存在假冒敌草快的百草枯。

常见中毒原因及途径 ①农林人员喷洒药物时防护措施不当，皮肤黏膜吸收中毒；②口服经消化道吸收中毒；③通过呼吸道、眼等途径吸收中毒。

中毒后人体内代谢及分布 ①口服后，消化道吸收率 $<10\%$，大部分以原型经粪便排泄；②皮肤黏膜被敌草快污染或农田喷洒时，呼吸道和皮肤黏膜的吸收率更低，但破损的皮肤黏膜会加快吸收。

中毒特点 吸收率低，但分布广泛，肾、心、肺、脑、血液系统、骨骼肌、眼等均可累及。毒物进入血液 48 小时内主要经肾脏代谢后由尿液排出。敌草快在肺部代谢速度较百草枯快，而且对肺泡上皮细胞损伤小，因此对肺的损伤较百草枯弱。

敌草快的中毒机制

①通过细胞内氧化还原反应，产生大量氧离子、过氧化物和氧自由基等，造成细胞、脏器氧化应激损伤；②神经细胞脱髓鞘、神经轴突变性、多巴胺等神经递质摄取减少，导致神经系统损伤，表现为昏迷、抽搐、脑水肿等；③生殖系统中毒者的子代可能出现不同程度的发育畸形。

敌草快中毒的症状

消化道广泛腐蚀样改变，出现红肿、糜烂、溃疡出血、恶心、呕吐、腹泻、腹痛等胃肠道症状。毒物进入血液后，分布到全身各组织器官，导致多脏器功能障碍。①心脏：心肌损害、血压下降、循环衰竭；②肾脏：肾小管细胞急性坏死，肾功能障碍甚至衰竭；③肝脏：转氨酶升高；④神经系统：昏迷、抽搐、中央脑桥髓鞘溶解、脑水肿、脑梗死、脑出血；⑤呼吸系统：肺内渗出性病变程度轻，大量摄入可能导致百草枯肺样病变，造成不可逆性损伤；⑥皮肤黏膜吸收中毒可导致皮肤及黏膜红肿、腐蚀样改变。

敌草快中毒的分级

按照摄入量，敌草快中毒可分为三级。

轻度　摄入＜10mL，以胃肠道症状及肾功能不全为主，为可逆性损伤。

中重度　摄入 10～100mL，以急性肾衰竭为主，可并发多脏器功能障碍综合征，约 60% 可恢复。

暴发性　摄入约 100mL，可迅速进展至多脏器功能衰竭，中毒者在 1～2 天内死亡。

敌草快中毒的治疗

目前无特效解毒剂。救治原则是清除未吸收的毒物、促进体内毒物的排泄、抗氧化应激、脏器功能支持。

清除未吸收毒物　经口途径中毒，应尽快催吐、洗胃（中毒 1 小时内）、使用白陶土吸附、通便导泻。经皮肤黏膜中毒，应立即脱去污染的衣物，用大量清水冲洗皮肤黏膜。

促进体内毒物排泄　静脉补液、利尿、血液灌流、血液透析（中毒后 2～4 小时开始）。

抗氧化应激　激素联合环磷酰胺、N- 乙酰半胱氨酸、还原型谷胱甘肽、褪黑素、维生素 C 理论上能减轻敌草快的毒性效应。

脏器功能支持　镇痛、护胃、限制性吸氧、保肝、营养支持和预防感染。

什么是急性有机磷农药中毒、如何救治

什么是急性有机磷农药中毒

急性有机磷农药中毒是指有机磷农药短时间大量进入人体后引起的以神经系统损害为主的一系列急性中毒的症状和体征，包括胆碱能兴奋或胆碱能危象表现，以及其后的中间综合征和迟发性周围神经病。

有机磷农药是全球使用最广泛、用量最大的杀虫剂，进入体内后可引起严重的神经功能紊乱，特别是呼吸功能障碍。由于副交感神经兴奋导致的 M 样作用使患者呼吸道腺体大量分泌，引起严重肺水肿，患者可因呼吸衰竭和缺氧死亡。另外，急性有机磷农药中毒还可引起心脏损害，容易发生恶性心律失常，甚至猝死。

急性有机磷农药中毒为临床常见病，据 WHO 统计每年全球有数百万人发病，其中约 20 万人死亡，且大多数发生在发展中国家。急性有机磷农药中毒占我国每年中毒病例的 20%～50%，其病死率波动在 3%～40%。它起病急、进展迅速，及时、规范的干预及救治可明显降低该病的病死率。

常见的有机磷农药

目前国内生产的农药有数十种，按毒性分类如下。

剧毒类 对硫磷、甲拌磷、内吸磷。

高毒类 甲基对硫磷、甲胺磷、氧乐果、敌敌畏等。

中毒类 乐果、碘依可酯、敌百虫、二嗪农、毒死蜱等。

低毒类 马拉硫磷、辛硫磷、氯硫磷。

有机磷进入人体的途径有哪些

有机磷可经皮肤、呼吸道及消化道 3 个途径进入人体，也可发生二次中毒；可为单独、家庭或集体中毒。

经消化道吸收 主要由误服、故意吞服，或饮用、食入被有机磷农药污染的水源、食品等引起中毒。

经皮肤吸收 在生产、使用过程中防护不到位，药液污染皮肤或湿透衣服后由皮肤吸收。

经呼吸道吸收 吸入呼吸道引起中毒。

急性有机磷农药中毒的症状

发病时间与毒物种类、剂量、侵入途径以及机体状态等密切相关。经皮肤吸收者在 2~6 小时内发病，经口服中毒者在 10 分钟到 2 小时内发病，而经呼吸道吸入者在数分钟至半小时发病。

典型中毒症状（胆碱能危象） 包括毒蕈碱样症状、烟碱样症状和其他中枢神经系统表现。

毒蕈碱样症状：为中毒后最早出现的症状，主要是副交感神经过度兴奋，表现为平滑肌痉挛和腺体分泌增加。主要表现为恶心、呕吐、腹痛、腹泻、胸闷、气短、呼吸困难、瞳孔缩小、大汗、流泪和流涎、大小便失禁、咳嗽、气促、双肺有干性或湿性啰音，严重者可发生肺水肿。

烟碱样症状：由乙酰胆碱在横纹肌神经－肌肉接头处蓄积过多和刺激所致，主要表现为面部、眼睑、舌、四肢和全身骨骼肌肌束震颤，甚至可出现全身肌肉强直性痉挛，也可出现肌力减退或瘫痪，严重者可因呼吸肌麻痹而出现呼吸衰竭。交感神经节后纤维末梢释放儿茶酚胺，表现为心律失常和血压增高。

其他中枢神经系统表现：早期可出现头晕、头痛、疲乏、无力等症状，继而出现烦躁不安、谵妄、运动失调、言语不清、惊厥、抽搐，严重者可出现昏迷，中枢性呼吸、循环功能衰竭。

中间综合征 一般在急性中毒后 1~4 天，个别在 7 天后，突然出现以呼吸肌麻痹、第Ⅲ~Ⅶ和第Ⅸ~Ⅻ对脑神经运动支配的肌肉以及肢体近端肌肉无力为典型特征的综合征。患者可表现为转颈、耸肩、抬头、咀嚼无力，睁眼、张口、四肢抬举困难，腱反射减弱或消失，不伴感觉障碍。严重者可出现呼吸肌麻痹，可迅速出现呼吸衰竭，如未及时治疗，则容易导致死亡。

迟发性周围神经病　少数患者在急性中毒症状消失后 1 个月左右出现感觉及运动型多发神经病，主要累及肢体末端，出现进行性肢体麻木、无力，呈迟缓性麻痹，表现为肢体末端烧灼、疼痛、麻木及下肢无力，严重者足腕下垂、四肢肌肉萎缩。

急性有机磷中毒患者的分类

轻度中毒　有头晕、头痛、多汗、恶心、呕吐、无力、胸闷、视物模糊、瞳孔缩小等症状。胆碱酯酶活力一般在 50%～70%。

中度中毒　除上述症状外，还有肌纤维颤动、瞳孔明显缩小、流涎、腹痛、轻度呼吸困难、步态蹒跚，意识尚清醒。胆碱酯酶活力一般在 30%～50%。

重度中毒　除上述症状外，出现肺水肿、呼吸麻痹、脑水肿及昏迷。胆碱酯酶活力一般在 30% 以下。

急性有机磷中毒的治疗

◎ 应让患者尽快脱离中毒环境，保持气道通畅；衣物、皮肤等被有机磷农药污染者，应脱去被污染的衣物，用肥皂水彻底清洗被污染的皮肤、毛发。

◎ 眼部接触者应立即用清水或生理盐水冲洗眼睛。

◎ 催吐与洗胃应在中毒后尽早进行，早期、彻底的洗胃是抢救成功的关键。

◎ 导泻为目前常用的清除毒物的方法，一般在洗胃或催吐之后进行，常用药物为甘露醇。

◎ 胆碱酯酶复能剂和抗胆碱能药是目前常用的特效解毒剂，应用原则为早期、足量、联合、重复使用，以胆碱酯酶复能剂为主，抗胆碱能药为辅。

急性有机磷中毒的预防

应建立、健全一系列农药销售、运输及保管制度，同时加强安全宣传教育，让群众保管好有机磷农药，切勿与生活用品混放，以免被误服。非必要情况下尽量远离农药。

什么是铊中毒、如何救治

什么是铊

1861 年化学家威廉•克鲁克斯和克洛德 – 奥古斯特•拉米首次独立发现这一元素。铊是一种典型的稀有分散型金属，在元素周期表中排行 81，外观看似金属，在空气中很快变暗呈蓝灰色，质软、无弹性，目前被广泛用于化工、电子、航空、军工、通信、冶金等行业。在自然界中，铊常以化合物形式存在，其中水溶铊盐尤其特别，形态类似家里的食用盐，溶于水后无色、无味，是剧毒物，毒性堪比砒霜，可经皮肤、呼吸道黏膜吸收，日常触及或意外摄入是铊中毒的常见原因。

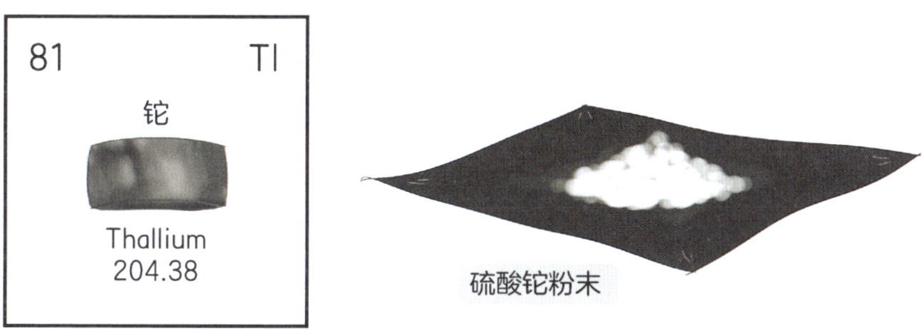

铊

什么是铊中毒

铊中毒是机体摄入含铊化合物后产生的中毒反应，12mg/kg 即可致成人死亡。中毒后的症状要结合重金属通性和铊元素的特性分别说。

一方面，作为重金属家族中的成员，与铅、汞等一样，铊通常较易通过结合硫元素使机体蛋白质变性。另一方面，铊元素在人体内通常以一价离子形式存在。不巧的是，一价铊离子和钾离子（K^+）氧化态相同，因此铊离子会“冒充”钾离子参与体内细胞活动，尤其是神经系统（如脑、脊髓）和直接受神经系统支配的肌肉（如心肌）的生理活动及生物功能，最终对神经系统造成不可逆损害。临床上，摄入大量铊盐的急性中毒者常在不到 1 天时间内出现腹痛、恶心、呕吐，甚至短时间内出现大量脱发以及双腿麻木、疼痛。此外，有些患者指甲上能看到白色横纹（米氏线），这也是重要的诊断依据。部分患者会直接发展为急性铊脑炎，出现一系列精神症状，最严重会导致呼吸、循环衰竭，甚至死亡。

由于铊中毒较为罕见，因此常被忽略，导致误诊。如果确认铊中毒，可以通过检测患者血液、尿液、毛发找到毒物证据。因为铊大多从肾脏排泄，检测尿铊浓度＞0.015mmol/L，便能直接确诊。

铊中毒的治疗

生活中如果发现急性铊中毒，应该立即远离污染环境，清洗受污染的皮肤。对于口服中毒者，可选择催吐，同时饮用大量牛奶，促进毒物排出。普鲁士蓝（亚铁氰化铁）是临床一线药物，其对重金属离子有着极强的络合作用，可以将铊离子从体内“抢”过来，并随代谢排出。此外，除了药物治疗，还可以通过血液透析协助排铊。急性铊中毒如果能及时诊治，患者一般能存活，但可能留下后遗症。

什么是铅中毒、如何救治

什么是铅中毒

铅中毒是一种常见的中毒现象，根据摄入量、进入途径、化合物溶解度、工作场所及个人防护条件的不同，可分为急性铅中毒、急性四乙铅中毒和慢性铅中毒。铅及其化合物的蒸气、烟和粉尘主要经呼吸道侵入人体，是职业性铅中毒的主要侵入途径，也可经消化道吸收摄入量的20%~30%，其中以无机铅中毒多见。铅能干扰红细胞卟啉代谢，引起溶血及血管痉挛，临床上主要表现为腹绞痛以及神经系统、肝、肾和血液

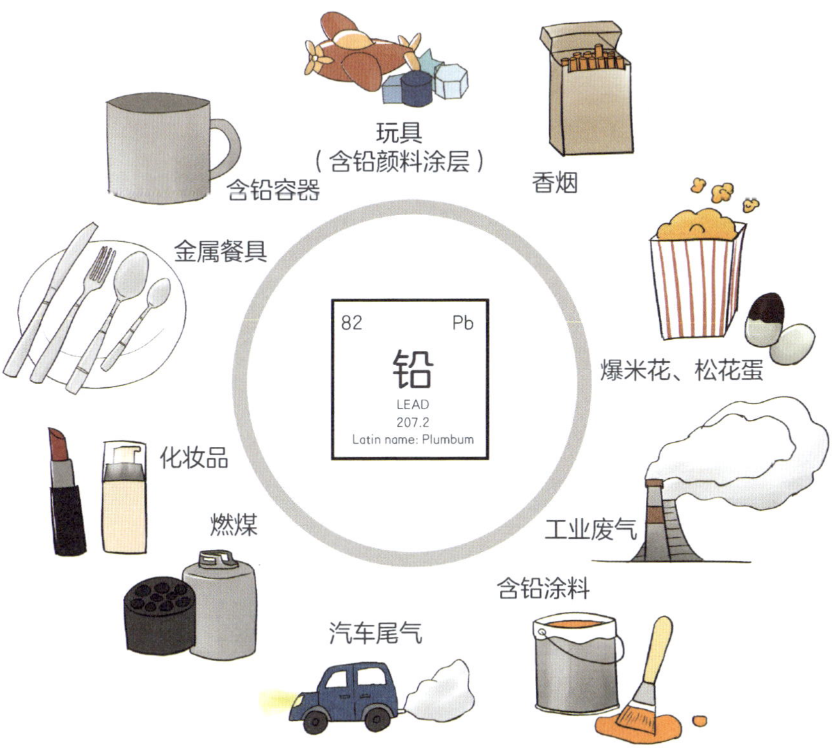

铅无处不在

系统异常，可通过一般处理、驱铅治疗和对症处理三种方法治愈。

铅中毒的症状

可分为急性铅中毒、急性四乙铅中毒和慢性铅中毒，急性中毒者口内有金属味、流涎、恶心、呕吐，呕吐物常呈白色奶块状；急性四乙铅中毒，轻者有头痛、头晕、噩梦、乏力、纳差，重者有幻觉、妄想、烦躁、谵妄等；职业性铅中毒以慢性中毒居多，典型表现有腹绞痛、中毒性脑病、周围神经炎等。

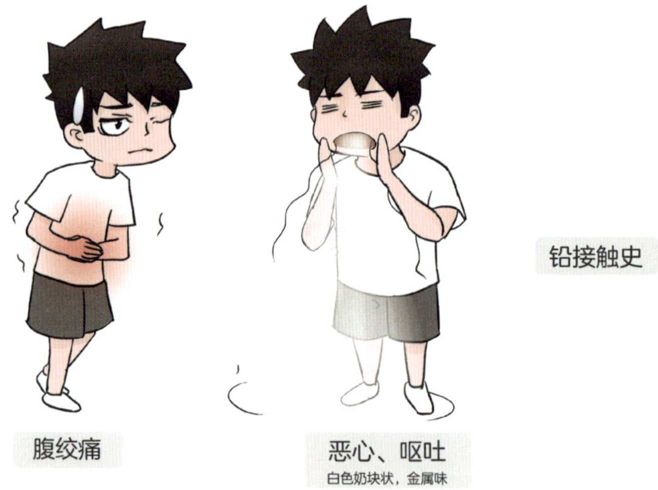

铅中毒症状

典型症状

急性铅中毒：腹绞痛是急性铅中毒早期的突出症状，诱因常是饮酒、感染等。腹绞痛发作突然、剧烈难忍、部位不定，为阵发性发作，每次持续数分钟至数小时，发作时面色苍白、焦虑不安、出冷汗，呈蜷曲体位。

急性四乙铅中毒：“三低征”，即血压降低、脉率低、体温低。发作可呈间歇性，间歇期患者常表情痴呆、动作迟缓，说话含糊或呈木僵状态。

慢性铅中毒：腹绞痛、运动和感觉障碍、神经衰弱、贫血和中毒性肾病。

其他症状

急性铅中毒：恶心、呕吐，呕吐物为白色奶块状，口内有金属味，腹泻、解黑便、血压升高，少数患者发生消化道出血和麻痹性肠梗阻，严重时可出现贫血、中毒性肾炎、中毒性肝炎和多发性周围神经病变、铅中毒性脑病。

急性四乙铅中毒：头痛、头晕、乏力、纳差、恶心、呕吐、关节疼痛，严重时多汗、唾液分泌增加。

慢性铅中毒：垂腕、垂足、躁狂、视力减退、头晕、乏力、食欲不振、腹胀、便秘等。

精神障碍：可表现为精神分裂症和脑衰弱综合征等，缺乏特异性表现，治疗上使用大量镇静剂无效，而驱铅治疗能使症状缓解，阳性体征逐渐消失而痊愈。

铅中毒的识别

当患者出现典型的腹绞痛、恶心、呕吐等症状时，且有铅及其化合物接触史，应及时就医，通过血铅、尿铅等指标测定以辅助确诊。

对于长期暴露在含铅环境中的高危人群，非常有必要定期检查，随诊治疗。出现腹绞痛以及神经系统、肝、肾和血液、循环系统异常，应及时就医。

铅中毒的诊断要点包括有铅及其化合物接触史、典型临床症状和体征，如腹绞痛、恶心、呕吐等；尿铅或血铅浓度明显升高，血铅≥2.4μmol/L（0.5mg/L），尿铅≥0.39μmol/L（0.08mg/L）。

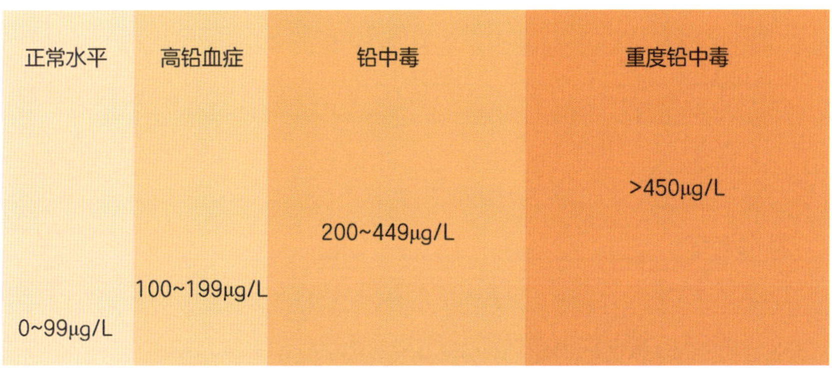

铅中毒的诊断标准

铅中毒的治疗

铅中毒以药物、驱铅、饮食治疗为主，首先是脱离铅污染源，其次是驱铅治疗，当中毒症状明显时可对症处理。

治疗周期 铅中毒时应及早诊断、治疗，驱铅治疗 1 个月左右，开始时每周复诊，之后可逐步延长复诊时间，严重者要住院治疗。

一般治疗 污染的皮肤宜彻底清洗，吸入中毒者宜迅速脱离有毒环境，口服中毒者应立即洗胃和导泻。洗胃可用 1% 硫酸钠或硫酸镁，形成不溶性硫酸铅而免于吸收。洗胃后灌入活性炭。已吸入毒物可以用牛奶或蛋清保护胃黏膜，并口服硫酸镁、硫酸钠导泻。

药物治疗

依地酸钙钠：本药为驱铅治疗的首选药物，用药后急性铅中毒症状好转，疼痛迅速减轻，铅线、贫血、肝炎逐渐消失，慢性铅中毒的神经衰弱和消化不良在治疗期间逐渐好转。

二乙烯三胺 – 五乙酸三钠钙：本药在体内的代谢过程以及药理作用和依地酸钙钠基本相同，只是本药和铅等一些金属的络合力更强些。因此，本药可以加速钴、铬、铅、锌、铁等由体内排出，临床症状可以改善，尿排铅量显著增加，驱铅效果比依地酸钙钠强。

青霉胺：驱铅效果不及依地酸钙钠，主要优点是口服用药，比较方便。不良反应有皮疹、头晕、乏力、恶心、呕吐等。长期大量服用可发生肾脏病变、白细胞减少、血小板减少。服用维生素 B_6 可减轻不良反应。

二巯丁二钠：本药含有两个巯基，能与铅络合形成络合物而解毒。二巯丁二钠从血液中代谢很快，迅速由尿液排出。不良反应较少，有口臭、头晕、头痛、恶心、乏力、四肢酸痛。

其他治疗

◎ 腹绞痛用阿托品肌内注射或静脉注射。

◎ 钙剂可将血中铅迅速转移至骨内，解除急性中毒症状，可用 10% 葡萄糖酸钙静脉注射，或口服乳酸钙或其他钙剂，待急性期过后，再做驱铅治疗。

◎ 若中毒症状不严重，应单独行驱铅治疗，不用钙剂可避免第二次驱铅治疗，避免使沉积于骨骼中的铅再度入血，引发高铅血症。

◎ 适量输液及维生素 C 静脉滴注，可以发挥保肝、护肝作用。

◎ 当出现急性铅中毒并发脑水肿时，可以用地塞米松静脉滴注或高渗葡萄糖溶液与甘露醇静脉注射或滴注，也可用呋塞米静脉注射，以脱水、利尿、降低颅压；抽搐时可静脉注射地西泮。

什么是水中毒、如何救治

什么是水中毒

大家常说“水是生命之源”，水是人体体液的主要组成成分，而体液占体重的 50%～60%，参与代谢、溶解、运输及体温调节等几乎所有生理功能。因此，水对人体至关重要。

人体就像一个大池子，持续不断地进行着各种代谢。池子里的水量要平衡，多了不行，少了也不行。正常情况下，缺水时人体有精密的反馈机制，提醒大脑“该喝水了”，促使我们喝水。如果水多了，功能正常的肾、皮肤、肺、肠道会把多余的水通过尿液、汗、呼吸、粪便等排出体外，以维持平衡。

摄入水过多，超出了身体的排泄能力，平衡被打破，被称为“水过多”；如果过多的水进入细胞内，导致细胞内水过多，就是“水中毒”。

过多的水使体液被稀释，导致低钠血症，血浆渗透压下降，产生水中毒。世界卫生组织（WHO）声明，每天饮用超过 4 000mL 水就可能有水中毒的风险。但不能一概而论，是否会发生水中毒以及水中毒病情的轻重缓急与摄入水的速度、量和脏器功能有关。

短时间内摄入水过多，会造成急性水中毒，主要表现为脑水肿，如头痛、呕吐、癫痫发作、精神失常、嗜睡、烦躁甚至昏迷，也会有胸闷、呼吸困难等肺水肿表现，且常出现血压升高、心率变慢和呼吸抑制等生命体征改变，严重时甚至会导致死亡。

在某些基础疾病或器官功能下降（如肾功能不全、低蛋白血症或抗利尿激素分泌失调）的情况下，每天摄入的多余的水将潴留在体内，导致慢性水中毒。轻度表现为体重增加，重度（血钠浓度 $<125mmol/L$）表现为疲倦、淡漠、恶心、食欲减退、全身水肿等。

水中毒的治疗

1. 明确病因，积极治疗原发病，记录 24 小时出入水量。

2. 评估水中毒的程度。轻者限制水的摄入量，适当利尿促进水排出，同时调节电解质和酸碱平衡；如果已经出现严重的高容量或低渗透压等危重情况，可积极采用血液透析或血液滤过治疗。

3. 评估及保护心、肺和脑等重要脏器功能。

什么是急性心肌梗死、如何救治

什么是急性心肌梗死

心脏是人体的“发动机”，其功能障碍会导致全身多个脏器功能受损，因此维持正常的心功能至关重要。供应心脏的血管主要有三支，任何一支或多支血管的狭窄或堵塞都可导致相应供血区域的心肌细胞坏死，即心肌梗死。打个比方，心脏的血管就像是田地里的沟渠，心肌细胞就像是一棵棵禾苗，如果沟渠突然被淤泥堵住了，禾苗就会因为缺乏水的灌溉而旱死，堵塞的沟渠越多，旱死的禾苗就越多。

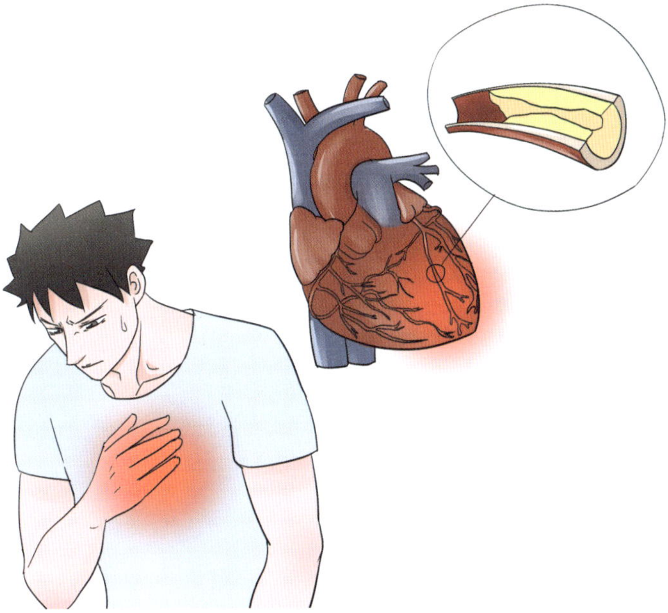

心肌梗死

急性心肌梗死的诱因和症状

吸烟、饮酒、糖尿病、男性超过 45 岁、女性超过 55 岁都是急性心肌梗死的高危因素，诱发心肌梗死的原因很多，包括过度劳累、饱餐、情绪激动、重体力劳动、用力大便、寒冷、休克、脱水、手术、低血糖等。持续剧烈的胸痛是急性心肌梗死的常见表现，患者也会出现头部、下颌、颈部、肩部、手臂、后背、腹部等部位的疼痛，但短时间内的胸痛通常不是心肌梗死。此外，发热、烦躁不安、大量出汗、恶心、呕吐、胸闷、恐惧感、濒死感、压榨感也可能是急性心肌梗死的表现。对于糖尿病患者，也可能表现为无痛性心肌梗死。

急性心肌梗死的治疗

出现上述症状者，要警惕急性心肌梗死的可能性，保持镇静，勿惊慌，立即舌下含服一片硝酸甘油，如症状不缓解，家属应立刻拨打 120 急救电话，告知医护人员患者的姓名、年龄、性别、详细地址、发病时间、目前的大致状况，如是否有胸闷、胸痛、气促、昏倒，以及既往病史等。

在等待过程中若发现患者突然抽搐、意识丧失、心搏骤停，在可能的情况下应由专业人士立即对患者进行胸外心脏按压和人工呼吸，有除颤仪时应对出现心室颤动的患者尽快实施电除颤。

到达医院后，应将患者立即转至心内科或胸痛中心以便患者得到快速、有效的救治。心电图、肌酸激酶同工酶、肌钙蛋白等检查可帮助医生快速判断患者是否发生了急性心肌梗死。一旦确诊为急性心肌梗死，就需要争分夺秒进行救治。心脏的血管阻塞 30 分钟后心肌开始坏死，6～8 小时完全坏死，如不及时恢复血流，心肌梗死面积就会逐渐扩大，因此尽早开通血管可缩小患者心肌梗死的范围。

药物溶栓治疗和急诊介入治疗是目前主要的再灌注治疗方法，目的是使堵塞的血管再通。术后常规给患者应用抗血小板聚集（如阿司匹林、氯吡格雷、替格瑞洛）和稳定斑块（如阿托伐他汀、瑞舒伐他汀）类药物，有些患者还需要应用控制心率（如美托洛尔）和逆转心肌重构（如螺内酯）类药物，定期到心内科门诊复查。

由于心肌细胞不能再生，因此心功能会根据心肌坏死的范围而受到不同程度的影响，有些人会表现为各种各样的心律失常，这类人群除了需要规律服药，在生活中还应注意避免过度劳累、饱餐、情绪激动、重体力劳动等，身边常备急救药物，有症状时立即舌下含服，并尽快就诊。

在生活中要养成良好的习惯，如低盐、低脂、低糖饮食，不食用生冷食物，吃饭不宜过饥或过饱；心态平和；适量运动；戒烟、戒酒；冬天注意保暖。一旦出现急性心肌梗死的症状，时间就是生命，时间就是心肌，立刻寻求专业人士的救治，以便得到及时、有效的治疗，有助于改善患者日后的生活质量。

什么是主动脉夹层、如何救治

什么是主动脉夹层

主动脉是人体内最大的动脉，心脏射出的血液首先进入主动脉，然后分流到各个分支动脉。正常的动脉血管由三层膜构成，从里到外分别是内膜、中膜和外膜。正常情况下，三层结构紧密贴合在一起，共同承载血流的冲击。主动脉夹层是指主动脉腔内的血液从主动脉内膜撕裂口进入主动脉中膜，并使中膜分离，沿主动脉方向扩展形成主动脉壁两层分离的表现。

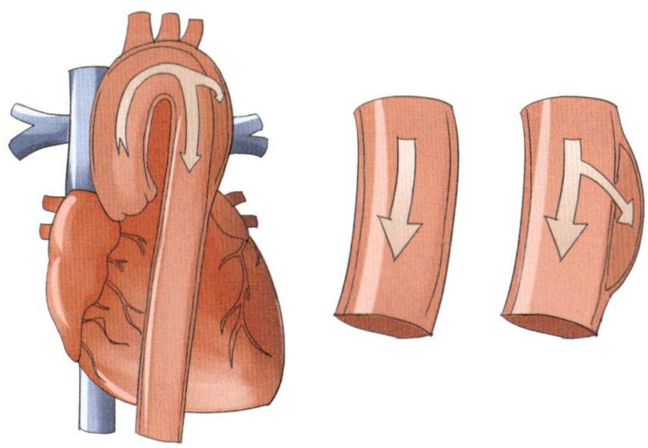

主动脉夹层的机制

主动脉是身体的主干血管，血流量极大，一旦出现内膜破裂，病死率非常高，因此人们常将主动脉夹层视为最复杂、最危险的心血管疾病，其年发病率为 1/200 000～1/100 000。近年来，随着人们生活及饮食习惯的改变，其发病率呈上升趋势。

主动脉夹层的病因

主动脉夹层常发生于 50～70 岁的患者，男女比为 3∶1。80% 以上主动脉夹层患者有高血压病史，高血压可促进动脉粥样硬化的形成以及弹力纤维的坏死，形成夹层。另外，还有少部分马方综合征患者由于遗传性主动脉壁缺陷，多在中青年时期就发生主动脉夹层。成年人一定要定期测量血压，患有高血压的人群一定要按时服药，把血压控制在正常范围，否则一旦发生主动脉夹层，往往追悔不及。

主动脉夹层的症状

主动脉夹层可导致胸背部或腹部突发剧烈的撕裂样或刀割样疼痛，常伴大汗淋漓、恶心、呕吐，其他症状主要取决于夹层的累及范围。

神经症状 如果夹层累及颈动脉，脑部供血可能受到影响，患者可能出现晕厥、昏迷、偏瘫、神志模糊、肢体麻木、截瘫、视力改变或大小便障碍。

心血管症状 如果夹层累及主动脉瓣环，可发生严重的主动脉瓣反流，甚至造成急性心力衰竭。另外，当夹层破裂进入心包腔，可引起心脏压塞及心包积液。

压迫症状 如果夹层累及腹腔动脉、肠系膜动脉，可引起腹胀、肠麻痹、肠坏死、腹泻、黑便等；夹层累及肾动脉时可有血尿、少尿及肾梗死等；夹层累及髂动脉时，腿部血供受到影响，肢体会感到发凉或疼痛。

主动脉夹层的治疗

约有 25% 的主动脉夹层患者会在起病 24 小时内死亡，急性起病者如果没有得到及时治疗，65%～73% 将于两周内死亡。可以说主动脉夹层是最为凶险的疾病！因此，一旦怀疑或诊断为主动脉夹层，应立即入住 ICU。保持冷静，卧床休息，积极配合医生完成相关检查以尽快明确诊断。使用相应药物，尽快将收缩压控制在 100～120mmHg，心率控制在 60～75 次 / 分，这样能够稳定或终止主动脉壁的进一步分离，进而缓解症状。

内科治疗

紧急治疗

◎ 监测患者的生命体征、心电图、血压、尿量等，采用鼻导管吸氧，同时应用药物缓解疼痛。

◎ 控制心率、降低血压，这是主动脉夹层患者治疗的关键点，血压下降后疼痛明显减轻或消失是夹层分离停止扩展的临床指征。

◎ 当患者血压不稳定时，应立刻补充血容量、采用呼吸机辅助通气等高级生命支持。

巩固治疗：当病情稳定后，可改用口服抗高血压药控制血压，及时完成血管造影等检查，为下一步治疗做准备。如果经过内科治疗仍不能有效控制血压和疼痛，或者病变进一步发展，应立刻进行急诊手术。

外科治疗 是治疗主动脉夹层最有效且能改善远期预后的方式。根据内膜撕裂部位，将主动脉夹层分为两类。一类内膜撕裂口位于升主动脉、主动脉弓等靠近心脏位置的为 A 型，占主动脉夹层的 65%～70%；另一类内膜撕裂口位于升主动脉以下的为 B 型，占主动脉夹层的 30%～35%。

对于 A 型主动脉夹层患者，经过及时、有效的内科治疗，发生主动脉破裂或者心脏压塞的危险性仍较高，一般医生会建议在条件允许的情况下首选急诊手术。根据病变部位的不同，采用不同的手术方式。对于 B 型主动脉夹层患者，其夹层破裂的危险较 A 型稍低，目前多采用介入性血管治疗技术。

什么是病毒性心肌炎、如何救治

什么是病毒性心肌炎

病毒性心肌炎，顾名思义是病毒感染引起的心肌炎性损伤，常见的致心肌炎病毒主要包括柯萨奇病毒、流感病毒、巨细胞病毒及 EB 病毒。发病机制主要是急性病毒感染或持续性病毒感染导致心肌受损，严重影响心脏功能，可能引起急性心力衰竭、恶性心律失常甚至猝死。因此千万不要小瞧感冒，每年因感冒诱发病毒性心肌炎，甚至发展为重症病毒性心肌炎的人不在少数，甚至有人因感冒失去生命。

50% 以上的病毒性心肌炎患者在发病前 1～3 周有上呼吸道或消化道感染的前驱症状，如发热、头痛、流涕、肌肉酸痛、腹泻，随后可能出现轻度心前区不适、心悸等表现；也有患者早期症状隐匿，病毒感染后无自觉症状，但心电图会出现 ST-T 改变、房性或室性期前收缩等。此时要注意休息，避免劳累、熬夜、运动等加重心脏负担的活动。

如果怀疑有病毒性心肌炎，应在医生的指导下完善各项检查，如是否存在心肌炎的心电图改变；心肌酶及肌钙蛋白水平是否改变；心脏彩超是否存在不同程度的心脏扩大及室壁运动减弱；还可以做心脏磁共振检查及心内膜活检以进一步明确诊断。

如果心功能进一步恶化，可能会发展为重症病毒性心肌炎。当急性病毒性心肌炎进展迅速，很快出现严重心力衰竭、低血压或心源性休克，需要应用正性肌力药、血管活性药或体外膜氧合治疗时，可以诊断为重症病毒性心肌炎。

重症病毒性心肌炎病情进展迅速，早期病死率高，但度过危险期后，远期预后较好，因此对于该病的治疗，有专家曾提出“以生命支持为依托的综合救治方案”，意思就是早期高度重视，尽可能采用各种手段挽救患者的生命。临床上应尽早采取积极的综合治疗方法：卧床休息、不参加重体力活动、进食富含维生素和优质蛋白的食物；抗病毒治疗、心肌保护治疗、免疫抑制治疗、对症治疗；生命支持治疗，如主动脉内球囊反搏、体外膜氧合、呼吸机辅助呼吸、临时起搏器植入等，必要时可行心脏移植。除了遵医嘱治疗外，在生活上还要注意休息，避免情绪激动、劳累，保持清淡饮食，增强免疫力。

病毒性心肌炎的预防

避免长期劳累，劳累可使免疫力下降，为病毒感染创造条件。保持适宜的运动，要根据自身条件循序渐进，不能盲目跟风运动；对于感冒及腹泻等常见疾病，应该及时就医、及时诊治。

什么是急性心力衰竭、如何救治

什么是急性心力衰竭

急性心力衰竭是发生在原发性心脏病或非心脏病基础上的急性血流动力学异常，导致以急性肺水肿、心源性休克为主要表现的临床综合征。分为急性左心衰竭和急性右心衰竭，其中以急性左心衰竭较为常见。

急性左心衰竭指左心功能异常时发作或加重导致心肌收缩力急剧降低，造成心脏排血量急剧降低、肺循环压力急剧升高、外周体循环阻力增加，引起急性肺淤血、急性肺水肿，同时可能伴发组织器官灌注不足，表现为心源性休克的一种临床综合征。

急性右心衰竭指多种原因导致右心室心肌收缩力急剧下降或某种因素导致右心室前后负荷骤然加重，使右心排血量急剧降低的临床综合征。

急性心力衰竭属急危重症，常危及生命，需要紧急抢救与治疗。急性心力衰竭非常危重，住院病死率达 3%，6 个月内再住院率约 50%，5 年病死率高达 60%，已成为年龄＞65 岁患者住院的主要原因之一。

急性心力衰竭的病因

急性心力衰竭往往是在存在基础病因的前提下，在诱因促使下急性发作，其中 15%～20% 为新发急性心力衰竭，大部分是原有慢性心力衰竭急性加重，即急性失代偿性心力衰竭。

急性心力衰竭的常见病因为急性心肌损害（如急性冠脉综合征、急性重症心肌炎、围生期心肌病）和急性血流动力学障碍（如急性瓣膜功能异常、高血压危象、急性心脏压塞、严重心律失常）。此外，中国心力衰竭注册登记研究分析显示，急性心肌缺血（30.1%）是引起新发急性心力衰竭的主要原因，而在高血压引起的急性心力衰竭中，约 74.5% 为新发急性心力衰竭。

慢性心力衰竭急性加重，即急性失代偿性心力衰竭，失代偿的发生常有一个或多个诱因。研究表明，感染是导致慢性心力衰竭患者住院的主要诱因（45.9%），其次为劳累过度或急性应激反应（26.0%，指饱食、情绪激动及外伤等原因）、急性心肌缺血（23.1%），其中有 25.9% 的患者存在 2 种或 2 种以上诱因。合并慢性阻塞性肺疾病的患者更容易因感染（83.2%）诱发急性心力衰竭。

无基础心脏疾病人群会发生急性心力衰竭吗

无基础心脏疾病的人群有可能发生急性心力衰竭，在高心排出状态（甲状腺危象、贫血、脓毒症）、快速大量输液导致容量急剧增加、急性肺静脉压显著增高（药物治疗缺乏依从性、容量负荷过重、大手术后、急性肾衰竭、吸毒、酗酒、哮喘）时，均可引起急性肺水肿，属于非心源性急性心力衰竭。

急性心力衰竭的症状

急性心力衰竭主要表现为肺淤血、体循环淤血以及组织器官低灌注等特征症状。

肺淤血　端坐呼吸、夜间阵发性呼吸困难、咳嗽并咯粉红色泡沫痰，肺部湿啰音（类似气过水声），伴或不伴哮鸣音（类似吹风的声音）。

体循环淤血　颈静脉充盈、外周水肿（双侧）、肝淤血（肿大伴压痛）、肝－颈静脉回流征、胃肠淤血（腹胀、纳差）、腹腔积液。

组织器官低灌注　低血压（收缩压＜90mmHg）、四肢皮肤湿冷、少尿、意识模糊、头晕。注意，低灌注常伴有低血压，但不等同于低血压。

心源性休克　没有低血容量存在的情况下，收缩压＜90mmHg 或平均动脉压＜65mmHg 持续 30 分钟及以上，或需要血管活性药才能维持收缩压＞90mmHg；心排血指数显著降低，存在肺淤血或左心室充盈压升高；存在一种或一种以上组织器官低灌注表现，如神志改变、皮肤湿冷、少尿、血乳酸升高。

呼吸衰竭　是由于心力衰竭、肺淤血或肺水肿导致的严重呼吸功能障碍，引起动脉血氧分压（PaO_2）降低，静息状态吸空气时 <60mmHg，伴或不伴动脉血二氧化碳分压（$PaCO_2$）增高（>50mmHg）而出现的一系列病理生理紊乱的临床综合征。

急性心力衰竭的治疗

拨打 120 急救电话，尽快将患者转送至附近有完备急诊科、心内科或 CCU/ICU 的大中型医院。到达急诊科后采取进一步的综合措施紧急评估，必要时进行循环或呼吸支持。快速识别出具有致命性病因的心力衰竭及需要紧急处理的促使心功能恶化的各种可逆性因素，并尽早处理。在救护车尚未到达前，需要尽量保证患者坐位、双腿下垂、保持平静，如条件允许，可给予氧疗及呼吸机支持。

急性心力衰竭的预防

急性心力衰竭的预防重在生活管理及药物控制。

应在急性心力衰竭发生前早发现、早处理急性心肌损害因素，可以减轻急性心力衰竭的发生、发展，如急性心肌梗死患者应尽早完成血管再通、心脏瓣膜功能障碍患者尽早进行手术治疗。

针对慢性心力衰竭急性加重与非心源性急性心力衰竭，首先，日常生活中应注意戒烟、限酒，定期评估、识别心力衰竭的危险因素，包括高血压、血脂异常、糖尿病、肥胖、糖代谢异常等；其次，应避免诱发因素，如感染、劳累或应激反应、心肌缺血、药物减量或停药、心脏容量超负荷、服用非甾体抗炎药等。

什么是恶性心律失常、如何救治

恶性心律失常，会引起头晕、心悸、乏力、心力衰竭、心绞痛、晕厥，甚至猝死。

正常心脏结构及正常心电图

谈及心律失常，需要先了解正常心脏如何跳动。心脏有四个腔室，上部两个腔室为左心房、右心房，下部两个腔室为左心室、右心室。心肌可分为普通心肌和特殊心肌，特殊心肌能发出指令、传导指令。心脏传导系统属于特殊心肌，由窦房结、结间束、房室结、希氏束、左束支、右束支和浦肯野纤维组成。心脏的传导系统像房屋墙壁里的电线一样，正常情况下，电信号由右心房内的窦房结产生，之后传入左、右心房，两个心房开

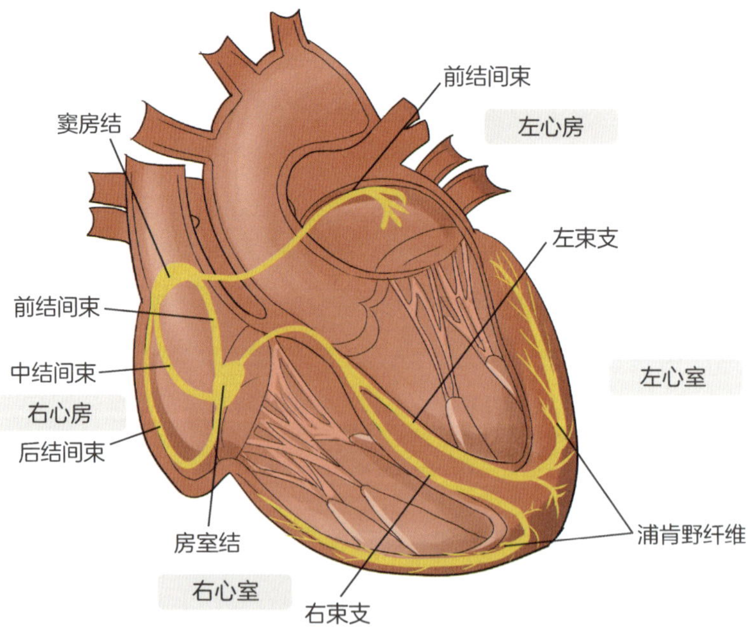

心脏传导系统

始收缩，心电图显示为 P 波，之后电信号经过“电线”传入左、右心室，使两个心室也开始收缩，心电图显示为 QRS 波。

正常心脏跳动起源于窦房结，频率为每分钟 60 ~ 100 次，每次心跳时间间隔大致一样。心律失常时心脏跳动的频率、节律、起源部位、传导速度或激动次序会出现异常。心律失常临床症状有轻有重，如运动员中有窦性心动过缓现象，无症状且无须特殊关注，但恶性心律失常会引起血流动力学障碍，甚至会导致患者晕厥或猝死，要十分警惕。

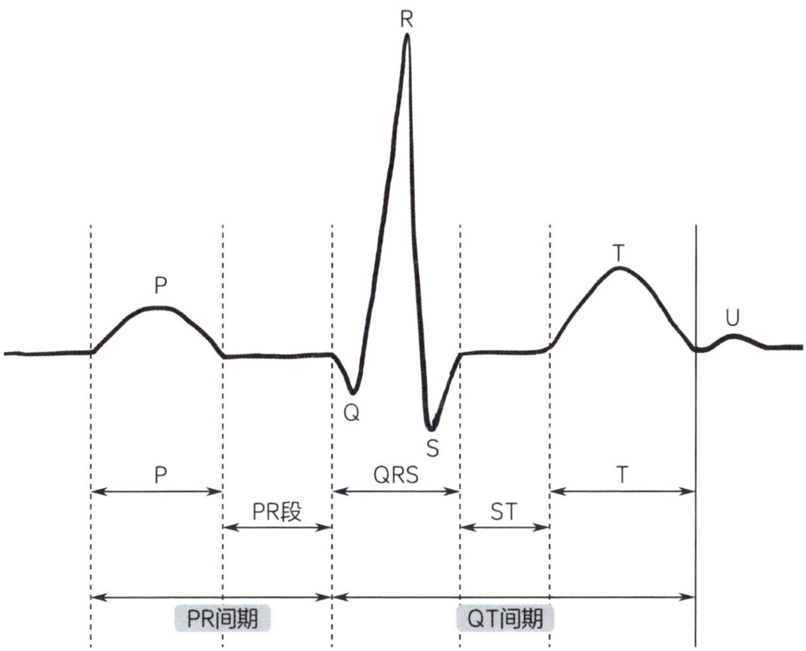

正常心电图

临床常见的恶性心律失常

室性心动过速 分为单形性室性心动过速和多形性室性心动过速。室性心动过速时心室接收的电信号是源于希氏束以下的部位，心室没等到窦房结的电信号就提前收缩，心率增快至 100 ~ 250 次 / 分。如果室性心动过速持续超过 30 秒，常会伴有血流动力学障碍，此时心电图上

QRS 波就会显得“又胖又大”，患者可表现为血压低、尿少、晕厥等。治疗上可寻找原因预防复发，给予抗心律失常药，如胺碘酮，尖端扭转型室性心动过速可给予硫酸镁，症状严重者应立即电复律。

心室扑动、心室颤动　患者面临着心搏骤停的风险，心室扑动常为心室颤动的前奏，心室扑动时心电图上可见正弦波，心室颤动时心电图极不匀齐，其常见原因是缺血性心脏病、预激综合征合并心房颤动、电击伤。临床症状可见心搏骤停，治疗需要争分夺秒。血流动力学不稳定者，立即电复律，心搏骤停者，立即心肺复苏和以最大能量电复律，药物治疗可用胺碘酮或硫酸镁。

预激综合征合并心房颤动　正常情况下电信号从心房传入心室的唯一路径是房室结，电信号到达浦肯野纤维后便会停下来，心脏就开始等待来自窦房结的下一个信号。预激综合征时，电信号会走另一条旁路，从心室返回心房，导致心房没等到窦房结发出下一个电信号之前便开始收缩，接着该信号会再向下回到房室结，沿着正常传导系统往下传，使心室开始收缩，同时信号再次沿着旁路上行，接着重复整个循环，使心率加快到 200 次 / 分以上。单纯预激综合征患者症状通常不严重，但预激综合征合并心房颤动的情况属于恶性心律失常，会引起心室扑动、心室颤动，甚至危及生命，治疗建议以射频消融破坏旁路，当血流动力学不稳定时，立即同步电复律。

严重缓慢型心律失常　包括窦性停搏、房室传导阻滞。

窦性停搏：窦房结如果长时间“罢工”，下面的特殊心肌就会发出指令向下传导，心电图上无 P 波出现，QRS 波可见或不可见。窦性停搏时间过长（大于 3 秒）且无下位的潜在起搏点发出指令，患者就会出现黑矇、晕厥、意识障碍等，严重者可死亡。应积极寻找原因，如洋地黄类药物可引起窦性停搏，可植入起搏器。

房室传导阻滞：是电信号从心房传至心室的过程中被延迟或阻挡，其中二度Ⅱ型房室传导阻滞、三度房室传导阻滞属于恶性心律失常。二度Ⅱ型房室传导阻滞时电信号被阻挡，导致心室不收缩，但心室不收缩是随机的，心电图上可见 P 波规律出现，随机出现 QRS 波脱落。三度房室传导阻滞时电信号被完全阻滞，此时心房自己跳自己的，心室只能靠自己，以较低的频率跳动。心电图上可见 P 波、QRS 波规律出现，但 P 波出现的频率高于 QRS 波且它们之间无任何关系。房室传导阻滞时患者可能有晕厥、呼吸困难、剧烈胸痛、意识模糊且有死亡风险，找出潜在原因并及时解决是很重要的，如感染、药物不良反应。治疗方面，可使用药物（如阿托品）增加心率，或植入起搏器治疗，严重缓慢型心律失常可造成心脏停搏，应立即进行心肺复苏。

什么是感染性心内膜炎、如何救治

什么是感染性心内膜炎

感染性心内膜炎是一种比较常见的感染性疾病，是病原微生物通过血液循环侵犯心脏结构（如瓣膜、心室壁内膜或邻近大动脉内膜），并伴随发热、乏力、水肿、心功能不全等症状。病原体会在心内膜上形成一种赘生物，有些赘生物不稳定，还会脱落，随着血液循环到全身各处，造成人体各个部位栓塞。该病可发生在既往有瓣膜疾病的患者身上，也可以发生在接受有创操作的患者身上，尤其是接受高危牙科操作的患者。

按发病情况及病程，感染性心内膜炎可分为急性和亚急性。临床上以亚急性感染性心内膜炎较为常见。急性感染性心内膜炎的常见致病菌为金黄色葡萄球菌、肺炎链球菌、脑膜炎奈瑟菌、流感嗜血杆菌等，它们多是身体的其他部位或全身感染侵入心内膜所致，病情急、病程短，如不积极治疗，多于数周内死亡。亚急性感染性心内膜炎则以甲型溶血性链球菌、肠球菌、表皮葡萄球菌等感染常见。

感染性心内膜炎的症状

全身中毒症状 绝大部分患者会出现发热，同时有寒战、全身不适、乏力、纳差、头痛、关节肌肉疼痛、体重减轻等。随着病程的延长，出现贫血、杵状指(手指末端像鼓槌一样膨大)。

心脏症状 心脏瓣膜出现新的杂音，或者在原有心脏杂音的基础上出现强度及性质的改变。

继发性改变 瓣膜赘生物不稳定，会脱落，导致继发的动脉栓塞(如脑、肾、脾、肺、肠系膜、肢体动脉、视网膜)。堵到脑血管就会出现头晕、头痛、打哈欠等，严重的出现偏瘫、失明、失语；如果突然出现视物模糊或失明，可能是堵到了视网膜动脉；堵到肾动脉，可能出现腰痛或腹痛。同时还会出现一些周围病变，如眼结膜、口腔黏膜等出现小出血点，手指出现隆起的紫红色有痛感结节，手掌或足底出现红色无痛皮肤破损，指甲底部有条状出血等。

感染性心内膜炎的检查

血培养是诊断感染性心内膜炎最重要的方法，医生会根据患者的实际情况留取血液标本进行培养。经食管超声心动图是一项重要的影像学检查，可以显示赘生物的大小等，检出率较高。

感染性心内膜炎的治疗

感染性心内膜炎治疗目的主要是杀灭赘生物中的病原体，防治并发症。

内科治疗 抗生素治疗至关重要，应用抗生素的基本原则是早期、足量、足疗程。因为该病病情凶险，通常会静脉用药。医生会根据血培养及药敏结果及时调整抗生菌的使用；血培养结果未报告前可经验性用药。

外科治疗 对于经内科治疗后感染仍无法控制或者出现严重并发症者，如心力衰竭，应该行外科治疗。

感染性心内膜炎的预后

感染性心内膜炎患者院内病死率为 15%～30%，其中患者本身特征、是否存在心源性 / 非心源性并发症、病原菌种类等是影响预后的主要因素。死亡原因通常是心力衰竭、肾衰竭、栓塞、细菌性动脉瘤破裂或严重感染。大部分患者可获得细菌学治愈。2%～6% 的患者治愈后可能复发，需要警惕再次发热、寒战或其他感染征象。

感染性心内膜炎的预防

目前认为预防感染性心内膜炎的最有效措施是良好的口腔卫生习惯及定期的口腔检查，在任何有创操作过程中都必须严格执行无菌操作。

什么是急性肺栓塞、如何救治

什么是急性肺栓塞

急性肺栓塞是常见的心血管疾病，是仅次于心肌梗死和脑卒中的第三大致死性心血管疾病。肺栓塞是由于内源性或外源性栓子阻塞肺动脉，导致肺循环和右心功能障碍的临床综合征，包括肺血栓栓塞、肿瘤栓塞、脂肪栓塞、空气栓塞、羊水栓塞等。

最常见的急性肺栓塞类型为肺血栓栓塞，是由来自静脉系统或者右心的血栓阻塞了肺动脉或其分支所致，其病理生理特征和临床表现为肺循环和呼吸功能障碍。肺血栓栓塞占急性肺栓塞的绝大多数，通常所说的“急性肺栓塞”即指肺血栓栓塞。

急性肺栓塞的常见症状为胸痛，多是由于远端肺栓塞对胸膜的刺激所致。中央型急性肺栓塞的胸痛可类似典型心绞痛，多由于右心室缺血所致。中央型急性肺栓塞患者的呼吸困难更为急剧和严重，而较小的外周型急性肺栓塞患者的呼吸困难通常短暂且轻微。既往有肺部疾病或心力衰竭病史的患者，呼吸困难加重可能是急性肺栓塞的唯一症状。咯血提示患者存在肺梗死，此症状多在肺梗死后 24 小时内发生，咯血呈鲜红色，数日内发生可为暗红色。晕厥虽并不常见，但无论患者是否存在血流动力学障碍，皆可发生，有时是急性肺栓塞的首发或唯一症状。急性肺栓塞也可能完全无症状，只在诊断其他疾病时或尸检时意外发现。

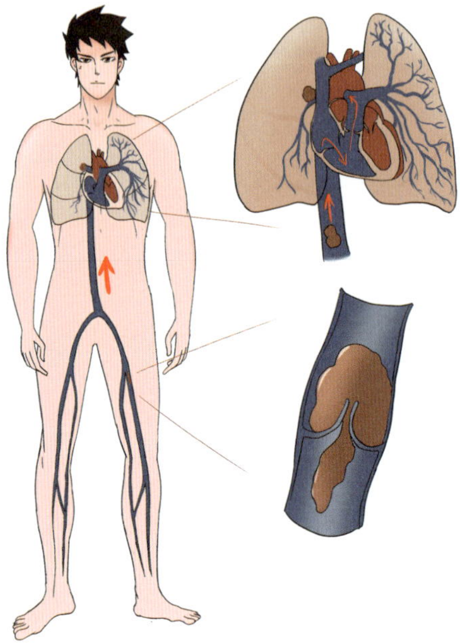

肺栓塞

急性肺栓塞的治疗

对症支持治疗 当患者诊断明确或者高度怀疑急性肺栓塞时，首先嘱患者卧床休息，避免剧烈运动，保持大便通畅，减少血栓脱落的风险，以免造成更加严重的栓塞；其次，严密监测患者的各项生命体征，维持生命体征平稳。要根据患者的主要临床表现给予相应的对症支持治疗，如果患者出现呼吸困难及气促，应立即检测患者的血氧饱和度，积极给予吸氧，及时纠正低氧血症；如果患者出现心悸、胸痛等症状，应在排除循环缺血状态后予以镇痛等对症治疗。

抗凝治疗 对急性肺栓塞患者给予抗凝治疗的目的在于预防早期猝死及静脉血栓栓塞症复发。临床上高度怀疑急性肺栓塞的患者在等待肺动脉 CT 造影结果时，首选胃肠外抗凝血药。普通肝素、低分子量肝素或者磺达肝癸钠均有即刻抗凝作用。应尽早给予患者口服抗凝血药，最好与胃肠外抗凝血药同时使用。口服抗凝血药主要有维生素 K 拮抗剂（最常用华法林）和非维生素 K 依赖的抗凝血药两大类。使用华法林时，联合低分子量肝素可明显降低不良反应的发生率并提高疗效，重叠应用至国际标准化比值达到目标范围（INR 值 2.0～3.0），持续 2 天以上时停用低分子量肝素。在非维生素 K 依赖的抗凝血药中，阿哌沙班与利伐沙班可单独、直接用于抗凝血治疗；达比加群与依度沙班则必须联合胃肠外抗凝血药应用。

溶栓治疗　可以改善高危患者的预后。虽然急性肺栓塞患者没有严格的溶栓时间窗，但在急性肺栓塞发病的 48 小时内进行溶栓治疗效果最好；对于有症状的急性肺栓塞患者，6～14 天内进行溶栓治疗只能起到部分效果。目前我国应用较多的溶栓药有重组型组织纤维蛋白溶酶原激活剂（rt-PA）和尿激酶，其中前者在急性肺栓塞治疗中的疗效和安全性均优于后者。

介入治疗　经皮导管介入治疗可以去除肺动脉及其主要分支内的血栓，使右心室功能恢复，降低后续继发的肺动脉高压的发生率，同时改善患者的症状和存活率，适用于有溶栓绝对禁忌证的患者。可使用猪尾导管或球囊导管使血栓碎裂、使用液压导管装置使血栓流变溶解、使用抽吸导管行血栓抽吸以及血栓旋切。当患者无溶栓禁忌证时，可同时进行经导管溶栓或在机械捣栓基础上进行药物溶栓。

外科治疗　血栓清除术历史悠久，技术成熟，适用于有溶栓禁忌证或溶栓治疗失败的高危患者或有恶化倾向的中高危患者。

什么是重症肺炎、如何救治

正常情况下，拍摄 CT 或 X 线片时，肺在影像片上显示为黑色。如果肺部有炎症、液体渗出，或者存在占位性病变、肺实变，会导致肺内气体减少，整个肺看起来可能就是白色的，这类患者往往病情危重，有生命危险，专业术语称为重症肺炎，俗称“大白肺”。这类患者常伴有缺氧、呼吸衰竭等症状，病情重、变化快、病死率高、预后差，需要转入 ICU 行机械通气支持治疗。

重症肺炎的病因

肺部感染　由流感病毒、腺病毒、呼吸道合胞病毒，各种细菌、非典型病原体等所致，需要积极抗感染治疗，包括使用针对性的抗病毒、抗细菌和抗真菌药。

急性肺间质性病变　通常由急性重症胰腺炎等全身炎症反应导致的肺损伤、结缔组织病引起，需要积极治疗原发病，包括抑制胰酶和胃酸分泌、抗风湿治疗等。

各种原因导致的心力衰竭　这类疾病需要积极抗心力衰竭治疗和针对原发病治疗，包括吸氧、强心、利尿、扩血管等，常用药物有硝酸甘油、硝普钠、呋塞米、毛花苷 C 等。

重症肺炎的治疗

一般治疗　包括常规氧疗、心电监护、监测氧分压变化以及注意痰液的引流等。

抗感染治疗　是核心治疗措施。通常使用强力、有效、广谱的抗感染治疗药物，在使用药物前尽量进行细菌标本培养，根据培养结果选择针对性药物。

积极处理各种并发症　出现呼吸衰竭，需要进行机械通气，包括无创机械通气、有创机械通气、体外膜氧合（ECMO）等。出现休克，需要进行抗休克治疗，包括充分液体复苏、改善微循环、使用糖皮质激素以及血管活性药。

对症支持治疗　如营养支持，包括肠内营养、维持水和电解质平衡、维持内环境稳定等；防治应激性溃疡；对高热患者适当降温等。

重症肺炎的预后

重症肺炎的预后与患者的病情和身体素质有很大关系，部分患者可以彻底恢复，也有一部分患者可能遗留肺部后遗症，严重者甚至会死亡。决定重症肺炎预后的关键因素主要包括以下几个方面。

患者身体状况 既往是否有营养不良、是否合并基础疾病（艾滋病、糖尿病、慢性肺部疾病、心脏疾病、肝病等）。

病原体的种类 一般来说，如果出现耐药菌，或者出现真菌感染，治疗会比较困难，死亡率也会增加。

并发症的出现 疾病进展过程中是否出现并发症，如脑水肿、心力衰竭、消化道出血、肾功能不全，会影响患者的预后。

什么是急性呼吸窘迫综合征、如何救治

什么是急性呼吸窘迫综合征

呼吸窘迫指的是严重的呼吸困难。急性呼吸窘迫综合征的定义是由肺内或者肺外原因引起的急性呼吸衰竭，临床上以顽固性低氧血症、进行性呼吸窘迫表现为特征。通俗来讲，就是各种原因导致的肺部呼吸功能严重受损，血液中的氧含量明显下降且难以纠正。

人们对急性呼吸窘迫综合征的认识经历了漫长的历史。1967 年，有学者通过对 12 例创伤和感染者的临床观察，首先提出“成人发生的呼吸窘迫”的概念。1971 年，首次出现“成人呼吸窘迫综合征”这一名词。1994 年，美欧共识会将其命名为“急性呼吸窘迫综合征”并重新定义。2012 年，欧洲重症医学会修订了急性呼吸窘迫综合征的定义，并一直沿用至今，因会议在德国柏林召开，因此被称为“柏林定义”。

急性呼吸窘迫综合征的病因

引起急性呼吸窘迫综合征的高危因素有很多，直接造成肺损伤的危险因素有细菌、真菌等所致肺炎，胃内容物吸入，肺挫伤等；间接的肺损伤危险因素包括脓毒症、失血性休克、胰腺炎、药物过量等。

急性呼吸窘迫综合征的治疗

多数学者认为，一旦诊断为急性呼吸窘迫综合征，应尽早进行机械通气，即使用呼吸机。ECMO 可给予危重患者必要的生命支持。非机械通气治疗手段包括肺水清除与液体管理、肺泡表面活性物质补充、应用 β 受体激动剂、他汀类药物、糖皮质激素、免疫调节、抗凝血药、抗氧化剂与酶抑制剂、血液净化治疗、营养干预等，但其有效治疗方法仍在探索中。

什么是重症哮喘、如何救治

什么是重症哮喘

哮喘是一种慢性呼吸道炎症性疾病，全世界有 3 亿多患者受到哮喘影响，这种疾病的严重程度从非常轻微到特别严重不等。经过正确、规范的治疗，80% 的患者可以达到临床控制。

通常将哮喘分为轻、中、重、危重。重症哮喘症状非常严重，表现为呼吸困难，甚至引起严重的低氧血症、神志改变。

目前重症哮喘的概念尚未统一，但是其基本内涵是一致的。《中国支气管哮喘防治指南（2020 版）》将其称为“重度哮喘”，通常是指在过去 1 年中，使用 4 级或 5 级治疗，才能够控制哮喘症状，或即使在上述治疗下仍不能很好控制哮喘。国外也有指南称其为“难治性哮喘”或“未控制哮喘”，并认为重症哮喘是难治性哮喘的一种亚型。

重症哮喘的评估主要是基于药物治疗水平和疾病控制水平，可将其分为两种情况：一种是 4 级治疗能够维持控制，但降级治疗会失去控制，称为单纯重症哮喘；另一种是需要采用 5 级治疗，称为重症难治性哮喘。

重症哮喘的表型

重度哮喘表型包括早发过敏性哮喘、晚发持续嗜酸性粒细胞性哮喘、频繁急性发作性哮喘、持续气流受限性哮喘和肥胖相关性哮喘。

重症哮喘主要有以下特点：个体差异较大；症状不易控制，严重影响患者的生活质量；患者常因急性发作频繁就诊；致残率、致死率相对较高。

重症哮喘的高危因素

重症哮喘如此严重，哪些情况容易发生重症哮喘呢？通常不遵医嘱进行规范、足量治疗；不坚持用药，哮喘症状控制不良、急性频发；精神紧张；一次接触多种过敏原，或反复暴露于过敏原等均是重症哮喘的高危因素。

重症哮喘的诊断与评估

《重症哮喘诊断与处理中国专家共识》建议按以下 4 个步骤诊断和评估重症哮喘：①明确诊断；②根据药物治疗水平和疾病控制水平，评估是否为重症哮喘；③明确影响哮喘控制的共患病和危险因素；④明确重症哮喘的表型，进行个体化治疗。

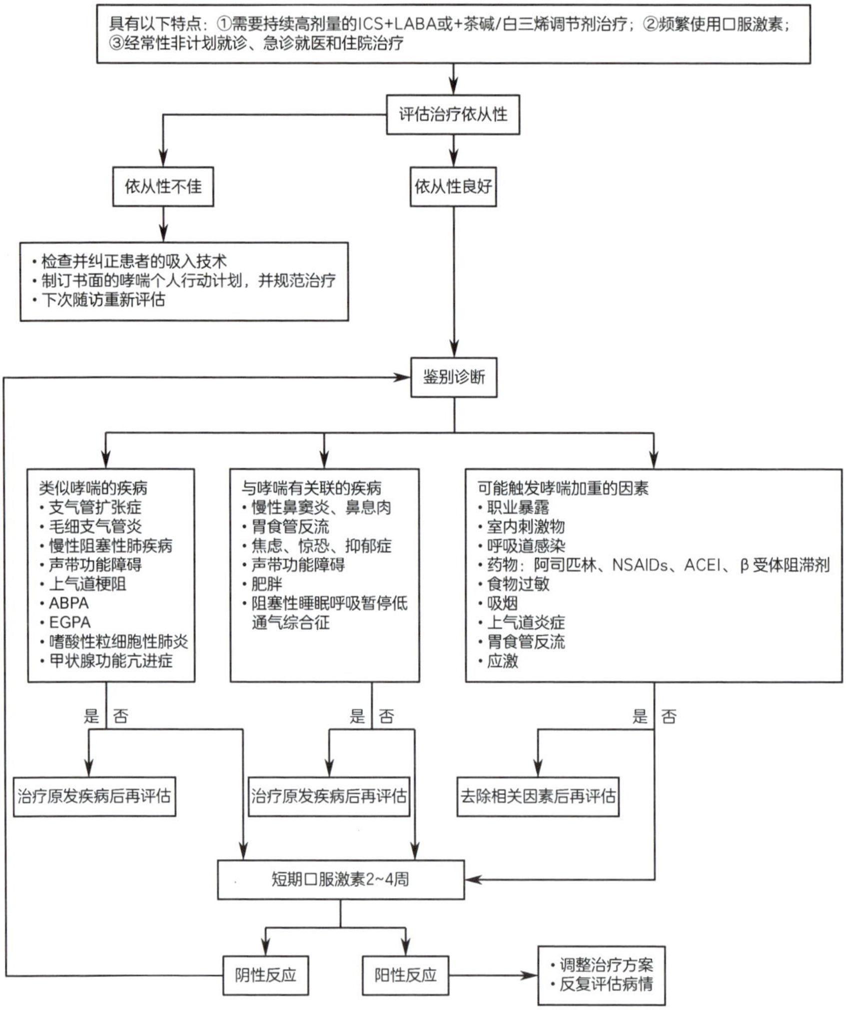

重症哮喘的诊断和评估流程

注：ICS，吸入性糖皮质激素；LABA，长效 β_2 受体激动剂；ABPA，变应性支气管肺曲霉病；EGPA，嗜酸性肉芽肿性血管炎；NSAIDs，非甾体抗炎药；ACEI，血管紧张素转化酶抑制剂。

什么是慢性阻塞性肺疾病急性加重、如何救治

什么是慢性阻塞性肺疾病

慢性阻塞性肺疾病，是一种常见的慢性呼吸系统疾病，也是一种气流受限性疾病，与肺部对有害气体或有害颗粒的慢性异常炎症反应有关。说到慢性阻塞性肺疾病，不得不提慢性支气管炎，俗称“老慢支”，是指每年咳嗽、咳痰 3 个月以上，连续 2 年或更长时间，并排除其他已知原因的慢性咳嗽。当慢性支气管炎进展到一定程度，患者肺功能出现气流受限且不能完全可逆时，可以诊断为慢性阻塞性肺疾病。

慢性阻塞性肺疾病患病人数多，病死率高，目前尚无完全治愈的方法，严重影响患者的劳动能力和生活质量。患者长期咳嗽、咳痰、喘息、胸闷、气短甚至呼吸困难。对于正常人来说呼吸是一件非常轻松、幸福的事，但对于慢性阻塞性肺疾病患者来说，呼吸是一种痛苦，因为小气道发生阻塞，吸气与呼气困难，体内吸不到足够的氧气，多余的二氧化碳无法排出。患者每次吸入的气体越少，就越需要非常急促的呼吸，急促的呼吸又导致体力消耗加快、呼吸肌疲劳，所以患者感觉非常累。当体内二氧化碳蓄积到一定程度时，造成体内二氧化碳分压升高，严重的会导致患者昏迷或死亡。

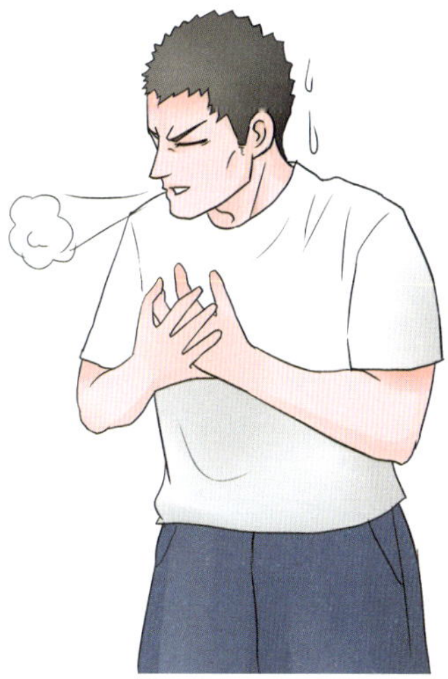

胸闷

什么是慢性阻塞性肺疾病急性加重

顾名思义，慢性阻塞性肺疾病的急性加重期，即患者的日常状况突然恶化，主要表现为患者短期内咳嗽、咳痰、气短或喘息加重、痰量增多，痰液可呈脓性或黏脓性，伴发热等。急性加重的原因包括支气管炎、肺炎、胸腔积液、气胸等，其中以支气管炎、肺炎常见。

慢性阻塞性肺疾病急性加重的治疗

需要根据急性加重的原因及病情的严重程度制订治疗方案。患者一般需要住院治疗，并且需要在缓解期治疗的基础上有所加强，应用沙丁胺醇或异丙托溴铵等支气管扩张剂雾化吸入，以尽快缓解症状。发生低氧血症者，常给予鼻导管或面罩低流量吸氧。对于呼吸困难、喘息症状明显者，要全身应用糖皮质激素，可使症状缓解，病情改善。由于细菌感染是慢性阻塞性肺疾病急性加重的常见原因，应予以敏感的抗生素治疗。还需要积极处理气胸、胸腔积液等伴随疾病和并发症。

当患者出现严重的呼吸衰竭，或普通病房治疗期间呼吸困难仍严重，或出现意识模糊、昏迷等情况，需要转入 ICU 治疗。ICU 可以对患者进行比普通病房更有力的监测和治疗。患者转入 ICU 后应考虑行机械通气。机械通气，又称通气支持，可以通过呼吸机向肺部输入氧气，排出二氧化碳。根据病情选用无创机械通气或有创机械通气。

无创机械通气不需要气管插管或气管切开，通过口鼻面罩或鼻罩即可，慢性阻塞性肺疾病急性加重早期，及时应用无创机械通气可以防止呼吸功能不全加重，缓解呼吸肌疲劳，减少后期气管插管率，避免或减少呼吸机相关性肺炎的发生，提高生活质量，改善预后。

有创机械通气需要建立人工气道，如气管插管，常见途径包括经鼻气管插管和经口气管插管，并通过连接呼吸机，设定相应参数，改善呼吸衰竭等危及生命的严重并发症。经积极治疗达到有创机械通气撤离指标后，根据情况可采用无创机械通气进行序贯治疗。在治疗的同时，还应维持水和电解质平衡，补充营养，预防深静脉血栓形成和肺栓塞等，积极排痰。

慢性阻塞性肺疾病急性加重的预防

慢性阻塞性肺疾病患者需要戒烟，加强体育锻炼，可以接种疫苗以预防流感和肺炎，必要时可在医生的指导下服用细菌溶解产物胶囊以增强体质，提高免疫力。居家时，长期坚持规律雾化吸入治疗、氧疗机吸氧。一旦发现患者咳嗽、咳痰，气短、呼吸困难等情况突然加重，要及时就医。

什么是咯血和呕血、如何救治

什么是咯血和呕血

“咯”意为用力将东西从气管或食管排出，而“呕”指饮食或痰涎自胃中上涌，从口中排出，其实这正是咯血和呕血的区别所在。咯血是经口腔咯出喉及喉以下呼吸道任何部位的出血，而呕血是经口腔呕出因上消化道疾病或全身性疾病所致的急性上消化道出血，二者在病因，前驱症状，出血方式，吐出物颜色、性质，大便改变，血排出后痰液情况等方面都有着截然不同的表现。

从医生的角度，区分咯血与呕血的主要价值在于迅速判断出血部位和可能的病因，从而作出最及时、最有效的决策。咯血主要见于支气管扩张、肺癌、肺结核、二尖瓣狭窄、支气管炎、肺炎、肺脓肿、血液病、急性传染病等；呕血常继发于消化系统疾病，可见于急性胃黏膜病变、消化性溃疡、肝硬化、胃癌、系统性炎症或应激状态等，患者多伴有上腹部不适、疼痛、反酸、嗳气、恶心、呕吐、厌食等症状。一般而言，出现呕血症状提示上消化道短期内出血量超过 250mL；24 小时内咯血小于 100mL 为少量咯血，100～500mL 为中量咯血，超过 500mL 或一次超过 300mL 为大量咯血，都应当引起重视并及时采取措施。

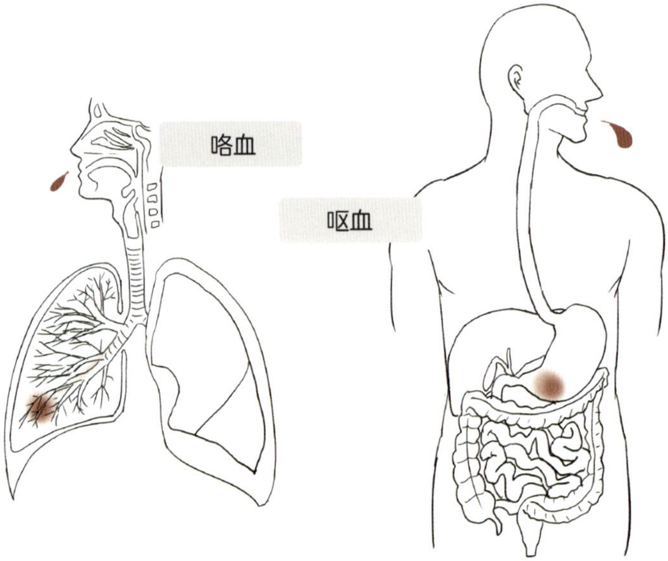

咯血和呕血

咯血和呕血的鉴别

鉴别要点	咯血	呕血
常见病因	肺结核、支气管扩张、肺癌、肺炎、肺脓肿、心脏病	消化性溃疡、肝硬化、急性胃黏膜病变、胆道出血、胃癌等
前驱症状	喉咙发痒、胸闷、咳嗽等	上腹部不适、恶心、呕吐等
出血方式	咯出（从气管、肺部咯出）	从食管、胃部呕出，可为喷射状
血的颜色	鲜红	暗红色、棕色，有时为鲜红色
血中混有物	痰液、泡沫	食物残渣、胃液
酸碱反应	碱性	酸性
黑便	无	有，可为柏油样便，呕血停止后仍可持续数日
出血后痰液的性状	常见血痰数日	无痰

咯血和呕血的治疗

当患者出现咯血和呕血时，患者及家属不要惊慌，应当保持冷静，第一时间联系医生。急救措施包括安抚患者情绪以免反射性血管扩张加重出血（必要时可考虑应用镇静剂）、吸氧、建立静脉通道、准备急救物品、嘱患者绝对卧床、保持呼吸道通畅、协助患者摆好体位（取侧卧位或头偏向一侧，去枕平卧，避免咯出物及呕吐物吸入气管引起窒息）、及时补液等。

呕血及中等以上咯血患者可以考虑应用止血药，采取急救措施后可以依据患者病情考虑进一步完善检查以明确病因、进行内镜下治疗或手术治疗。对于大量呕血或药物治疗效果欠佳或消化道出血原因不明的患者，在采取上述治疗措施后需要考虑内镜下治疗、介入治疗、外科手术治疗等。少量咯血患者以积极寻找病因及对症治疗为主。

在护理中，呕血和咯血急性期应予禁食，症状减轻后逐步给予易消化、营养丰富的低温流质、半流质饮食。忌食烫、热、辛、辣、有刺激性的食物。饮食合理有助于止血，促进病变恢复。如饮食不当，可诱发或加重出血，并可发生其他并发症。

如溃疡出血，病情允许的情况下在出血后 24 小时给予流质饮食，早进食可中和胃酸、补充营养，避免因胃饥饿性收缩导致再出血。

门静脉高压症引起的出血，应在出血停止 48～72 小时给予流质饮食，避免蛋白饮食，酌情限制钠盐摄入，出血停止后逐渐给予米汤、菜汤、稀饭等。

食管病变所致出血，应早期给予流质饮食，可以饮用微温或冰冻的牛奶、豆汁等碱性饮料，具有中和胃酸、收敛黏膜的作用，有助于止血。

什么是气胸、如何救治

什么是胸膜腔

胸膜腔，在医学上的解释是胸膜的脏、壁两层在肺根处相互转折移行所形成的一个密闭的潜在腔隙，由紧贴肺表面的胸膜脏层和紧贴胸廓内壁的胸膜壁层构成，左右各一，互不相通，腔内没有气体，仅有少量浆液，可减少呼吸时的摩擦，腔内为负压，有利于肺的扩张和静脉血与淋巴液回流。

可以想象一下，即在我们的肺和胸壁中间有一个气球，只不过这个气球里没有气体，中间只有少量“润滑剂”；同时，这个气球还保持负压，使肺组织能够紧紧地贴合到胸壁上。人体的这种构造，可以让吸气更加轻松。

什么是气胸

气胸是指各种原因（如创伤、肺部疾病）导致的气体进入胸膜腔中。一旦气胸产生，这个膨胀的“气球”就会压缩正常的肺组织，导致呼吸功能障碍，甚至呼吸衰竭。

气胸的分类

闭合性气胸　在无外伤情况下气体进入胸膜腔，常见原因有自发性气胸、肺大疱、肺结核。

开放性气胸　外伤导致气体进入胸膜腔，常见原因有刀伤、车祸伤等。

张力性气胸　创口为单向活瓣，与日常生活中用气筒给气球打气一样，只能往里进气而不能出气，导致胸膜腔越来越大，挤压正常的肺组织，导致呼吸衰竭。张力性气胸的危险性最高。

气胸的治疗

气胸＜30%，若患者未出现任何症状，则入院观察治疗。

气胸＞30%，需要既治本亦治标。查找原因，在治疗病因的同时行胸腔闭式引流。胸腔闭式引流的原理是将充满气的“气球”缓慢地放气，使被压迫的肺组织逐步膨胀，恢复换气功能。

什么是俯卧位通气，有哪些适应证、禁忌证和并发症

什么是俯卧位通气

俯卧位通气，是指利用翻身床、翻身器或人工徒手等操作进行翻身，使患者在俯卧位状态下进行机械通气治疗。俯卧位通气是 ICU 里一种特殊的治疗手段，往往应用于难治性低氧血症型呼吸衰竭患者，其中最具有代表性的疾病就是需要高浓度吸氧或高参数呼吸机支持的急性呼吸窘迫综合征。

俯卧位通气的原理

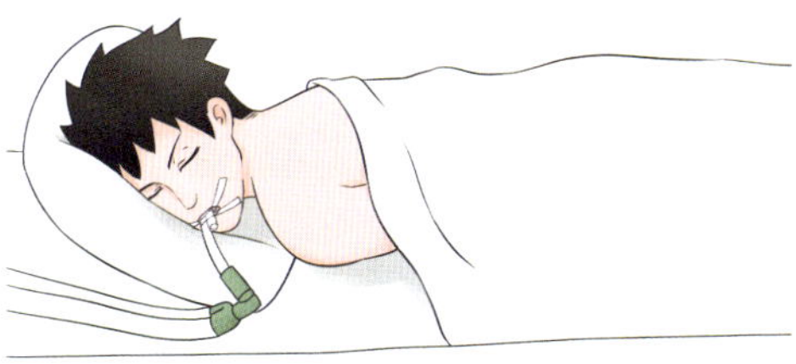

俯卧位通气

俯卧位通气的主要原理是其能够有效改善呼吸系统顺应性，改善肺通气血流比例失调，使背侧萎陷的肺泡复张，同时在重力作用下，使肺及气管内的痰液引流更加充分。此外，俯卧位时腹腔压力

升高，回心血量增加，心脏前负荷及左心室后负荷增加，进而增加患者的心排血量。因此，俯卧位通气对于 ICU 中严重低氧血症型呼吸衰竭的患者来说是一种简单、有效且经济的治疗方式。

俯卧位通气的适应证、禁忌证

俯卧位通气虽然有很多优点，但由于重症患者往往有较多合并症，其是否适合行俯卧位通气还需要进行全面评估。

适应证 中重度急性呼吸窘迫综合征患者，当呼气末正压≥5cmH_2O，氧合指数≤150mmHg 时应积极施行俯卧位通气。

禁忌证 中重度急性呼吸窘迫综合征患者，如果合并下列情况，则需要慎重评估利弊后再考虑是否施行俯卧位通气。

1. 严重血流动力学不稳定者。
2. 颅内压增高者。
3. 颈椎、脊柱损伤未固定者。
4. 妊娠期女性。
5. 大面积烧伤或颜面部创伤术后患者。
6. 胸部或腹部手术后患者。
7. 气管切开者。
8. 骨科术后需要限制体位者。
9. 需要行心肺复苏的高危患者。
10. 其他不能耐受俯卧位姿势者。

俯卧位通气的并发症

重症患者不仅有心电监护、气管插管，而且身上可能有胃管、尿管等各种管路，施行俯卧位通气并不容易。俯卧位通气并不是万无一失的，其改善氧合的同时也可能出现皮肤压疮、一过性氧合或血压下降、气管导管堵塞或脱出、呕吐、肾血管收缩等情况。当患者行俯卧位通气时，必须严密监测患者的生命体征、动脉血气分析数据等，一旦发现患者循环不稳定或者氧合恶化，应立即将患者恢复至仰卧位。因此，俯卧位通气的患者需要更加精细的护理，避免不良情况的发生。

什么是肝衰竭、如何救治

什么是肝衰竭

肝衰竭是多种原因造成的严重肝脏损害，从而导致肝脏合成、转化和排泄等功能发生严重障碍，临床常出现以黄疸、腹水、凝血功能障碍、肝性脑病等为主要表现的一组综合征。在我国引起肝衰竭的首要病因是病毒性肝炎（以乙型病毒性肝炎为主）；在欧美国家，药物是引起肝衰竭的主要原因。近年来，我国因酒精性肝损害引起慢性或急性肝衰竭的比例逐渐增多。

急性肝衰竭的临床诊断为急性起病，2 周内出现Ⅱ度以上肝性脑病并有以下表现：①出现极度乏力、厌食、恶心、呕吐、腹胀等消化系统症状；②短时间内黄疸进行性加重；③出血倾向明显，血浆凝血酶原活动度（PTA）≤40%［或国际标准化比值（INR）≥1.5］且排除其他原因；④肝脏进行性缩小。

肝衰竭的治疗

所有肝衰竭患者都应明确病因，包括发病原因及诱因，并给予必要的病因特异性治疗。

内科综合治疗　卧床休息，避免劳累；加强针对肝功能指标的监测，如转氨酶、胆红素、凝血功能、血氨；床旁 B 超监测肝脏大小及腹水变化；肠内营养以高碳水化合物、低动物蛋白、低脂为宜；每日总热量成人应在 35～50kal/kg，入液量应控制在 2 000mL 以内，补充充足的维生素 B、维生素 C、维生素 K 等；补充人血清白蛋白或新鲜血浆，出现凝血功能障碍时需要补充凝血因子；维持水、电解质及酸碱平衡；保持室内空气流通、注意消毒隔离、加强口腔及肠道管理，预防院内感染。

其他治疗 包含免疫调节治疗、促进肝细胞再生、微生物调节治疗等；并发症的防治：包括针对脑水肿、肝性脑病、感染、肾功能不全的处理，和针对出血的防治；人工肝支持。另外，还可进行肝细胞和干细胞移植、原位肝移植。

什么是急性重症胰腺炎、如何救治

什么是急性重症胰腺炎

急性胰腺炎是多种原因导致胰腺自身消化所致的胰腺水肿、出血、坏死等炎症损伤，临床上以急性上腹痛及血淀粉酶或脂肪酶升高为特点。急性胰腺炎可分为轻症、中重症和重症三型。急性胰腺炎常见病因有胆石症、酗酒和高脂血症，约占 70% 以上，其他原因有自身免疫性、先天性、医源性、感染性、坏死性、梗阻性、中毒性、创伤性、血管源性等。

急性重症胰腺炎的症状

急性重症胰腺炎占急性胰腺炎的 5%～10%，伴有持续（>48 小时）器官功能衰竭，临床表现常有腹痛、腹胀伴肠鸣音减弱，更甚者出现腹肌紧张、压痛、反跳痛的腹膜刺激三联征，常伴有呕吐，呕吐物为胃内容物，可混有胆汁，甚至血液，呕吐后患者无舒适感。重症患者常有黄疸，不同病因导致的黄疸持续时间不同，少数重症患者有两肋、脐周皮下青紫表现。

重症患者会出现威胁生命的并发症，如呼吸衰竭，低血压及休克，呕血、便血等消化道出血症状，细菌或真菌感染。少数患者有严重心律失常或心力衰竭表现，20% 的患者可出现肾衰竭，5.9%～11.9% 的患者有神经精神异常、定向力缺乏、精神错乱，伴有幻想、幻觉、躁狂状态；更严重者可出现多脏器衰竭。

急性重症胰腺炎的治疗

急性重症胰腺炎患者的治疗，首先应禁食并行胃肠减压以减少胰腺分泌，早期充分的液体复苏治疗可以维持水、电解质平衡；药物治疗包括合理的抗生素应用、生长抑素抑制胰腺分泌、中药口服或灌肠治疗。

脂源性胰腺炎患者需要降脂治疗，严重者需要进行血浆置换；胆源性胰腺炎有手术指征者需要进行手术或内镜下治疗；重要脏器衰竭者行相应脏器支持治疗。

如果患者出现以下情况，建议及早转至 ICU：持续性呼吸困难或心动过速、入院 6～8 小时内经过积极治疗仍有低血压或休克、呼吸衰竭且必须进行机械通气、肾功能不全需要透析。

什么是急性消化道出血、如何救治

什么是急性消化道出血

根据出血部位，消化道出血可以分为上消化道出血和下消化道出血，上消化道出血是十二指肠悬韧带以上的食管、胃、十二指肠和胰胆等病变引起的出血，十二指肠悬韧带以下的肠道出血称为下消化道出血。短时间内大量的消化道出血称为急性消化道出血，常伴有休克，是消化内科常见的危急重症。常见的出血病因有消化性溃疡、食管－胃底静脉曲张破裂、癌变（胃癌、肠癌等），临床表现为呕血、黑便，出血速度过快为鲜红色血便。短期内可因循环血容量迅速减少，导致周围循环衰竭，表现为头晕、乏力、心悸、出冷汗、黑矇或晕厥、皮肤湿冷，严重者呈休克状态。

急性消化道出血的治疗

患者若在院外出现可疑消化道出血症状，应立即就医，快速、准确地向医生提供病史，以尽快诊断。为明确急性消化道出血的原因，除抽血检查外，常需要进行内镜检查（是消化道出血定位、定性诊断的首选方法），找到出血位置后也可行镜下止血治疗，选择性血管造影对活动性消化道出血或血管性病变的诊断和治疗具有重要作用。急性消化道出血的治疗基本措施是输血、输液、纠正血容量不足引起的休克，除根据病因应用相应止血药外，应尽快行手术止血。

什么是应激性溃疡、如何救治

什么是应激性溃疡

应激性溃疡指在严重外伤或重大疾病等应激情况下胃或十二指肠黏膜急性糜烂和溃疡，严重者可伴有出血症状，是一种急性胃黏膜病变。

应激性溃疡的病因

胃是应激状态下最敏感的器官，负面情绪可抑制胃酸分泌和胃蠕动，紧张和焦虑状态会造成胃黏膜糜烂。对于应激性溃疡来说，胃黏膜屏障损伤是十分重要的发病原因，所有影响胃壁血流的因素都会对胃黏膜上皮细胞功能产生影响，削弱胃黏膜屏障。

造成机体处于应激状态的创伤，如大面积烧伤、严重外伤、颅内疾病、脑外伤、腹部手术；长时间低血压状态，休克、慢性肾衰竭、多器官衰竭等；某些药物，如抗肿瘤药和类固醇激素，长时间应用阿司匹林、吲哚美辛等；其他因素，包括中枢神经系统兴奋性增高。

应激性溃疡的症状

应激性溃疡不严重时无胃痛和其他胃部症状，所以常被忽视，严重时较为明显的症状是呕血和排柏油样便；大出血治疗不及时可导致休克；反复出血可导致贫血。若应激性溃疡未及时治疗，严重者胃、十二指肠可发生穿孔，即有腹部压痛、腹肌紧张等腹膜炎表现。

应激性溃疡的检查

包含血常规及粪便常规检查，可见血红蛋白下降、红细胞比容下降、粪便潜血试验阳性。胃镜检查可明确诊断胃溃疡及有无活动性出血；选择性动脉造影可以明确出血部位及范围。

应激性溃疡的治疗

1. 全身综合治疗，去除应激因素，维持水、电解质及酸碱平衡，及早给予营养支持等措施。

2. 应用抑酸剂。

3. 静脉应用止血药，如巴曲酶、维生素 K_1、垂体后叶素等。

4. 局部处理，如冰生理盐水加去甲肾上腺素或凝血酶胃管注入。

5. 胃肠减压、胃管内注入硫酸铝、H_2 受体拮抗剂和质子泵抑制剂等，保护胃、十二指肠黏膜。

6. 胃镜下电凝止血或镜下局部应用止血药。

7. 介入治疗，选择性动脉血管造影、栓塞、注入血管收缩药，如加压素。

8. 外科手术治疗，手术方式通常为迷走神经切断术加胃切除术（切除胃的 70%～75%），连同出血性溃疡一并切除，残留在胃底的出血性溃疡可予以缝合结扎。

9. 老年患者及手术危险性较大的患者，可行迷走神经切断术加幽门成形术，同时缝合出血性溃疡。

什么是急性肠系膜动脉栓塞、如何救治

什么是急性肠系膜动脉栓塞

急性肠系膜动脉栓塞是指栓子进入肠系膜动脉，导致急性血管闭塞，出现突发腹部持续性剧烈绞痛，伴有频繁恶心、呕吐和腹泻等症状。

急性肠系膜动脉栓塞的病因及诱因

诱发该病的原因多来源于心脏，如既往患有心肌梗死后室壁瘤附壁血栓、心脏瓣膜病引发的附壁血栓、细菌性心内膜炎的瓣膜赘生物、人工瓣膜置换术后血栓；也可见于血管源性栓子（如动脉粥样硬化性附壁血栓）、脓毒血症的细菌栓子等。

急性肠系膜动脉栓塞的症状

急性肠系膜动脉栓塞的临床表现差别较大，通常来说血管阻塞的发生过程越急、范围越广，症状表现就越重。病变初期，患者腹软、压痛不明显、肠鸣音存在，与腹痛程度不相称。随着肠坏死和腹膜炎的进展，患者肠鸣音消失，出现腹膜刺激征表现，故该病首发症状多表现为突发的腹部持续性剧烈绞痛，伴有频繁恶心、呕吐和腹泻，严重者会呕吐暗红色血性液体或出现血便；腹腔穿刺液也为血性。剧烈的腹痛、器质性或并发心房颤动的心脏病、强烈的胃肠道排空症状为急性肠系膜上动脉栓塞的三联征表现。

急性肠系膜动脉栓塞的检查

血液学检查在该病病程早期白细胞计数便可明显升高，同时具有血液浓缩和代谢性酸中毒表现。影像学表现如下。①立位腹平片肠腔有轻或中度扩张、胀气，病情持续进展至晚期，因肠腔及腹腔内大量积液，腹部密度增高。

②超声检查可判断肠系膜上静脉管腔或动脉管腔内是否有血栓，并可探查出栓塞部位。当肠腔高度胀气时，肠系膜上动、静脉有时很难显示。③ CTA、磁共振血管成像可明确显示血栓部位及范围，对于鉴别主动脉夹层累及肠系膜上动脉或孤立性肠系膜上动脉夹层有较大的诊断意义，已逐步取代了有创性血管造影。④选择性肠系膜血管造影仍是目前诊断该病最可靠的手段。

急性肠系膜动脉栓塞的治疗

对于急性肠系膜上动脉栓塞，可行动脉取栓术。主动脉夹层累及肠系膜上动脉者，如出现肠缺血坏死，在处理主动脉夹层后，应立即行肠系膜上动脉血运重建、坏死肠管切除术。对于孤立性肠系膜上动脉夹层，如出现肠缺血坏死或夹层动脉瘤破裂，须即刻开腹手术。对于解剖条件不适合或血管腔内治疗失败者，可通过手术重建肠系膜上动脉。早诊断、早治疗对该病十分关键。一旦确诊，须尽早手术。

急性肠系膜动脉栓塞的预后

患者的预后与治疗时间密切相关。若患者已有大量肠坏死，则预后极差，死亡率很高；若侥幸存活，也常伴有短肠综合征，生活质量很差。有心房颤动史的肠系膜上动脉栓塞患者极有可能再发动脉栓塞，甚至危及生命。

什么是肝脓肿、如何救治

什么是肝脓肿

肝脓肿是肝实质内单发或多发的脓性物聚集，大多是细菌性、阿米巴性或混合性脓肿，临床上常见症状有高热、全身乏力、食欲缺乏、体重减轻。少部分患者有肝区疼痛、恶心、呕吐、黄疸等症状。

体格检查可发现肝大、压痛、肝区叩痛。急性起病（尤其是胆道感染、菌血症者），出现高热、肝区疼痛、肝区叩击痛、肝肿大并触痛者，应高度怀疑肝脓肿。结合腹部 B 超、CT 和 MRI 诊断并不困难，B 超、CT 可检出直径 >2cm 的脓肿病灶，而 MRI 可检出直径 <2cm 的脓肿病灶，肝穿刺抽得脓液即可诊断。

肝脓肿的治疗

一旦考虑为细菌性肝脓肿，需要尽早使用抗生素治疗，同时对合并糖尿病的患者应及时使用药物控制血糖。目前医学影像技术的应用已广泛且成熟，超声或 CT 引导下经皮肝穿刺抽脓或置管引流术已作为细菌性肝脓肿的首选治疗方案，但仍无法完全取代外科手术治疗。

肝脓肿的手术指征：①经皮肝穿刺抽脓或引流效果不佳；②脓肿破溃或有破溃可能；③脓肿直径≥5cm 且合并中毒症状；④特殊部位的脓肿；⑤伴有胆道系统疾病（如胆石症、胆道出血、肝硬化）需要外科手术治疗；⑥无法配合完成引导穿刺。

肝脓肿的预后

随着诊疗技术的进步，多数肝脓肿可通过经皮穿刺抽脓、引流和使用高效、广谱抗生素等非手术方式治愈，患者预后显著改善，然而如果不能得到及时、有效的救治，患者可并发脓毒血症死亡。

什么是急性梗阻性化脓性胆管炎、如何救治

什么是急性梗阻性化脓性胆管炎

急性梗阻性化脓性胆管炎是由于胆道部分或完全梗阻后继发感染而

导致的一种胆道感染性疾病，常见的胆道梗阻原因有肝内 / 外胆管结石、良性胆管狭窄、医源性狭窄、恶性疾病导致的胆管狭窄等。该病的典型表现为夏科三联征，即发热、黄疸和腹痛，如果不能早期识别，可危及生命。

该病的诊断需要根据临床表现、实验室检查和影像学检查综合判断。在更严重的情况下，急性梗阻性化脓性胆管炎患者可出现腹痛、寒战、高热、黄疸、休克和精神症状。

急性梗阻性化脓性胆管炎的治疗

急性梗阻性化脓性胆管炎的主要治疗包括液体复苏、抗生素治疗和胆道引流。内镜逆行胰胆管造影术（ERCP）是胆道引流的首选方式，通过胆道括约肌切开术、胆道支架植入术或鼻胆管置入术治疗梗阻，治疗成功率在 90% 以上。经皮肝穿刺胆道引流术（PTC）通常被认为是 ERCP 失败或不适合内镜治疗患者的二线治疗选择。由于该手术不需要镇静或麻醉，因此对于临床状况不稳定的患者可能更安全。PTC 的缺点包括住院时间延长、患者不适、并发症风险增加（如腹膜内出血、胆汁性腹膜炎和败血症）；当 ERCP、PTC 和 / 或超声内镜（EUS）治疗不成功或存在治疗禁忌证时，可选择开放手术引流。

急性梗阻性化脓性胆管炎的预后

对于急性梗阻性化脓性胆管炎，早期诊治是关键，重症患者常伴有感染性休克或器官功能障碍，仅用抗生素治疗不能控制病情，需要进行紧急胆道减压及器官支持治疗。

什么是假膜性肠炎、如何救治

什么是假膜性肠炎

假膜性肠炎是一种主要发生于结肠和小肠的急性纤维素渗出性炎症，多系在应用抗生素后使正常肠道菌群失调，难辨梭状芽孢杆菌大量繁殖，产生毒素而致病。

假膜性肠炎的症状

临床常见于应用抗生素治疗 4～10 天内或停用抗生素 1～2 周内，以腹泻、腹痛为主要症状，部分患者可能出现心动过速、发热、谵妄等表现，严重者出现低血压、休克、电解质紊乱等脓毒症表现。腹泻程度轻重不一，轻者每日大便 2～3 次，重者有大量水样腹泻，每日可达 30 余次。对于患有严重疾病，机体免疫力低下的患者，若在抗生素治疗期间或停用抗生素短期内突然出现腹泻，应引起重视、及时就医。

假膜性肠炎的治疗

患者入院后需要完善血常规、粪便常规检查，必要时行内镜检查或腹平片检查以尽早明确诊断，明确有无并发症。对于高度怀疑重症或有并发症的假膜性肠炎患者，无论检查结果如何，均应及早开始经验性治疗，治疗措施包括及时停用相关抗生素、给予相关支持治疗、应用微生态制剂改善肠道菌群，口服甲硝唑、万古霉素等抗生素抑制难辨梭状芽孢杆菌生长，也可以采用免疫治疗、粪便微生物移植等治疗方式。若出现内科治疗无效或并发肠梗阻、肠穿孔等情况，应考虑手术治疗。

假膜性肠炎的预防

由于该病带来的影响及难治性、复发性，假膜性肠炎的预防显得尤为重要，一是要切断传播途径，包括戴手套、穿隔离衣、注意手卫生、打扫环境卫生等；二是要减少高危因素，即合理应用抗生素。

什么是甲亢危象、如何救治

什么是甲亢

甲状腺功能亢进症，简称“甲亢”，是一种较常见的慢性病，一般不会对生命造成威胁。但任何疾病迁延不治都会造成无法挽回的后果，其中最大的隐患就是甲亢危象。近年来甲亢危象的发生率有所升高，可发生于任何年龄段，女性多于男性，儿童少见，老年人多见，多数患者在发病后生活质量受到很大影响，甚至威胁到患者的生命安全。

什么是甲亢危象

甲状腺功能亢进症在没有得到有效控制的情况下，由于一些诱发因素导致甲状腺激素在体内分泌进一步增多，进而导致病情突然加重，出现严重危及患者生命健康的特殊、紧急状态，医学上称为甲亢危象，是内分泌科常见的急危重症，虽然发病率不高，但是致死率极高。

甲亢危象的诱因

多数甲亢危象的发生具有一定的诱发因素，常见的诱因包括甲状腺功能亢进症患者在服药过程中自行停药或者存在不规则用药、急性感染没有得到有效控制、精神刺激、外伤手术、急性心血管疾病、糖尿病酮症酸中毒等情况。

甲亢危象的症状

体温表现 体温急骤增高，常在 39℃以上，使用一般的退热方法很难奏效。

消化系统表现 症状明显，如食欲极差、恶心、呕吐、腹泻。

心血管系统表现 脉压明显增大，可有心慌感，心率常大于 160 次 / 分，有可能出现心律失常以及心力衰竭。

神经系统表现 可有烦躁、焦虑、易激动、嗜睡等症状，严重者可能陷入昏迷。

甲亢危象的检查

甲状腺功能检查是甲亢危象诊断中应该关注的重点，能客观评估患者的疾病状态。白细胞计数、肾功能、肝功能、肺部胸片等相关检查对于确定患者的疾病是否累及多器官、系统至关重要。

甲亢危象的诊断

目前国内外尚没有对甲亢危象统一的诊断标准，临床医生主要根据患者的临床症状和相关检查、检验结果进行诊断。甲亢危象患者常伴有高热（体温通常在 39℃以上）、恶心、腹泻、心率加快（常大于 160 次 / 分）以及焦虑、烦躁等症状，这些情况和其他医学问题都有相似之处，很难分辨。所以，大家一定要关注身体的变化，一旦出现类似症状，应该及时到医院就诊。

甲亢危象的治疗

甲亢危象开始治疗的前 3 天是抢救的黄金时间，因此一旦考虑甲亢危象前期或甲亢危象后，无须等待化验结果，应尽早治疗。治疗的目的是纠正严重的甲状腺毒症和诱发疾病，保护机体的重要脏器，防止器官衰竭。目前临床上主要有以下治疗手段。

降温 主要采用物理降温，如用毛巾覆盖冰袋冷敷、酒精擦浴等；如果患者持续高热，可使用药物降温，如对乙酰氨基酚。

氧疗　吸氧，必要时使用呼吸机进行辅助呼吸。

维持内环境稳定　纠正水、电解质紊乱，如静脉输液，保证水、电解质和酸碱平衡。

营养支持　补充足够的热量和维生素。

控制诱因　积极治疗诱发因素，有感染时应使用足量有效的抗生素。

适度镇静　对于烦躁不安的患者，可使用地西泮、巴比妥及异丙嗪等镇静治疗。

控制甲状腺功能　甲亢危象发生时，一般口服丙硫氧嘧啶，抑制甲状腺素的合成。积极使用复方碘溶液是紧急处理甲亢危象最有效的措施。

抑制甲状腺激素反应　糖皮质激素能够抑制周围组织对甲状腺激素的反应，改善甲亢危象患者的病情。同时，甲亢危象可能诱发肾上腺皮质功能减退，临床上一般采用氢化可的松 100～300mg 或地塞米松 15～30mg 静滴进行外源性补充。

控制心率　研究表明，β- 肾上腺素受体阻滞剂（如普萘洛尔）对患者情绪异常、怕热、多汗、心率增快等症状均有明显改善。

快速清除甲状腺激素　对于经上述各项处理效果不明显、病情较重且不能控制者，可应用血浆置换及腹膜透析等方式清除血液中过量的甲状腺激素。

什么是糖尿病酮症酸中毒、如何救治

什么是糖尿病酮症酸中毒

我国糖尿病患者日益增加，约 60% 的糖尿病患者没有得到诊断，有很大的风险发生糖尿病急症，如糖尿病酮症酸中毒、高血糖高渗综合征。

这些急症如诊疗不及时，就会有生命危险。

糖尿病酮症酸中毒（DKA）是一种糖尿病急性并发症，是指糖尿病患者在各种诱因下导致胰岛素分泌不足，进而引起血糖升高、电解质紊乱、血酮体增加、代谢紊乱等一系列改变。血糖 > 11mmol/L 伴酮尿或酮血症，血 pH < 7.30 或碳酸氢根 < 15mmol/L 可诊断为糖尿病酮症酸中毒。发生糖尿病酮症酸中毒的主要是 1 型糖尿病患者，主要发生于儿童或者青少年。

糖尿病酮症酸中毒的症状

糖尿病患者发生酮症酸中毒的主要诱因包括胰岛素治疗不当、急性感染（急性胰腺炎、腹部严重疾病、肾衰竭等）、饮食不当（呕吐、腹泻），或者滥用药物（可卡因）等。

糖尿病酮症酸中毒患者呼吸中会出现酮体的味道，也就是我们俗语说的“烂苹果”味。患者会出现乏力、口干、食欲减退、恶心、呕吐、腹痛、多饮、多尿、头痛、嗜睡、意识障碍等症状，很多患者可能因为对此疾病不了解而去消化科就诊。

糖尿病酮症酸中毒按其程度可分为轻度、中度及重度 3 种。轻度：pH< 7.30，碳酸氢根 < 15mmol/L；中度：pH < 7.20，碳酸氢根 < 10mmol/L；重度：pH < 7.10，碳酸氢根 < 5mmol/L，重度患者常伴有昏迷。发生糖尿病酮症酸中毒时患者可有多尿、多饮、恶心、呕吐、腹痛等症状，严重时可发生休克以及昏迷。

糖尿病酮症酸中毒的检查

糖尿病酮症酸中毒的实验室检查结果包括尿常规中尿糖阳性、尿酮体阳性；血酮体升高，> 1mmol/L 为高血酮，> 3mmol/L 提示酸中毒；血糖一般为 16.7 ~ 33.3mmol/L，有时可达 55mmol/L 以上。

糖尿病酮症酸中毒的治疗

发生糖尿病酮症酸中毒时，要尽快补液，恢复血容量，小剂量静脉滴注胰岛素，纠正电解质紊乱，抗感染等；酸中毒严重者应适当补充碱性药物。有严重脱水的患者，需要输注等渗液体以迅速补充细胞外液容量，补液时应监测血浆渗透压。同时要积极寻找和消除诱因，防治并发症，降低死亡风险。

什么是糖尿病高渗性昏迷、如何救治

什么是糖尿病高渗性昏迷

很多糖尿病患者知道要随身携带糖果，以防在控制血糖的过程中突发昏迷，这是因为患者服用降糖药后血糖下降，如果不小心药物使用过量或食物摄入不足、运动量过大，极易引起低血糖昏迷。

但糖尿病患者接近昏迷或昏迷时补充糖果一定正确吗？

并不是。使糖尿病患者昏迷的原因有很多，低血糖导致的昏迷吃糖果确实能缓解，但另一种昏迷，恰恰是绝对不能再补充糖分的，这就是糖尿病高渗性昏迷。

糖尿病高渗性昏迷临床不太常见，但死亡率高达 50%，是糖尿病非常严重的急性并发症，它发病隐匿，因此危险性更大，应引起糖尿病患者和医生的高度重视。

糖尿病高渗性昏迷是一种常发生在老年 2 型糖尿病患者身上的急性并发症，在 1 型糖尿病患者身上比较少见。临床表现与糖尿病酮症酸中毒相似，只是尿中没有酮体，很少有酸中毒，但血糖和血渗透压很高。人体细胞在高糖环境下会严重失水，就像黄瓜在盐水中会大量失水、变蔫儿一样。

糖尿病高渗性昏迷的症状

老年人的脑血管和脑细胞功能差，在高糖环境下更容易出现脑细胞脱水，导致高渗性昏迷。在起初几天或几周内，患者会出现口渴、多饮、多尿症状，之后会逐渐出现烦躁、迟钝、淡漠、恍惚甚至昏迷，常被误诊为脑血管病或其他神经系统疾病。患者往往皮肤、口唇干燥，呼吸深而快。当然，如果家里有血糖仪，快速测定血糖是最可靠的鉴别方法。

糖尿病高渗性昏迷的急救

若患者意识清醒，可让其多喝些淡盐水或白开水；若患者意识已完全丧失，应将患者的身体放平，头偏向一侧，解开衣领，以保证其呼吸道通畅，并立即拨打 120 急救电话，迅速将患者送至医院抢救。

糖尿病高渗性昏迷的预防

◎ 早期发现和严格控制糖尿病：老年人糖尿病的患病率呈上升趋势，且随着年龄的增长而增高，因此老年人应定期进行血糖监测，以期及早发现糖尿病。一旦确诊，要积极治疗，确保血糖得到良好控制。

◎ 注重学习糖尿病相关知识：患者和家属都要了解糖尿病高渗性昏迷的常见症状，发现异常及时就诊。

◎ 老年人一定不要限制饮水，每天保证足够的水摄入，防止脱水和血液浓缩，但不要喝含糖饮料（发生低血糖时除外）。

◎ 防治各种感染、高热、胃肠道失水（呕吐、腹泻）、大面积烧伤、消化道出血等，避免高血糖应激和严重脱水，以防诱发本病。

◎ 老年人因某种疾病就医接受输液治疗时应先查血糖，判断是否有糖尿病。

◎ 老年人应慎用可能导致血糖升高的药物，如利尿剂（呋塞米、氢氯噻嗪）、糖皮质激素、β 受体拮抗药、胰高血糖素等。如果必需使用，要注意药物对血糖的影响，加强血糖监测。

◎ 适当运动，保持体力，避免疲劳；注意心理平衡，避免情绪过分激动。

最后，糖尿病是一种不可治愈的疾病，一旦患上，就要做好与其长期斗争的准备。在这个过程中，每多了解一些疾病相关知识，就能帮助我们多规避一些风险。

什么是糖尿病乳酸性酸中毒、如何救治

乳酸是糖无氧酵解的终产物，当供氧不足时，丙酮酸堆积，在乳酸脱氢酶的作用下转变为乳酸。乳酸增高的同时 H^+ 堆积，血 pH 降低，即为乳酸性酸中毒。

什么是糖尿病乳酸性酸中毒

乳酸是糖酵解的代谢中间产物。通常情况下，50%～60% 的乳酸在肝脏内转化为肝糖原储存，剩余 30%～35% 被肾脏利用。当血乳酸含量大于 2mmol/L，血 pH＜7.35，且无其他酸中毒原因，可诊断为乳酸性酸中毒。临床上本症虽不常见，但后果严重，死亡率高（50% 以上），是糖尿病急性并发症之一。

糖尿病乳酸性酸中毒的病因

血糖控制较差 由于饮食治疗、运动治疗及药物治疗不当，糖尿病患者血糖控制较差，因血糖升高、脱水、丙酮酸氧化障碍及乳酸代谢缺陷，导致血乳酸升高。

大量长期服用苯乙双胍 糖尿病患者常服用双胍类药物，尤其是苯乙双胍（降糖灵），因其能增加无氧酵解，抑制肝脏和肌肉摄取乳酸，抑制糖异生，故有致乳酸性酸中毒的可能。合并心、肺、肝、肾疾病的高龄糖尿病患者，长期、大剂量口服苯乙双胍时，有诱发乳酸性酸中毒的可能。目前临床上已基本不用该药，而以二甲双胍代之，后者不易发生乳酸性酸中毒。如用苯乙双胍，剂量限每次 25mg，每日不超过 75mg。

其他糖尿病急性并发症 糖尿病酮症酸中毒和糖尿病高渗性昏迷（非酮症）等急性并发症，及急性重症感染也可能成为糖尿病乳酸性酸中毒的诱因。

糖尿病昏迷的鉴别

昏迷原因	发作	病史	用药史	体征	实验室检查
低血糖	突然	出汗、心慌、性格异常、昏迷	胰岛素、格列本脲等	瞳孔放大、心跳快、出汗、神志不清、昏迷	血糖＜2.8mmol/L 尿糖(－)
酮症酸中毒	1～24小时	多尿、口渴、恶心、呕吐、腹痛	无用药史或停用胰岛素史	轻中度脱水、Kussmaul呼吸	血糖16.7～33.3mmol/L，尿糖、尿酮体强阳性
高渗性昏迷（非酮症）	1～14日	老年、失水，40%可无糖尿病病史	利尿药、激素、透析	严重脱水、血压下降、有病理反射	血糖多＞33.3mmol/L，尿糖阳性，尿酮(－)或(±)，血浆有效渗透压＞320～340mOsm/L
乳酸性酸中毒	1～24小时	有心、肺、肝、肾基础疾病史	双胍类（苯乙双胍等）	深大呼吸、皮肤潮红、发热、深昏迷	血乳酸＞5mmol/L，阴离子间隙＞18mmol/L，血pH＜7.35

其他重要脏器疾病　如呼吸道疾病、心肌梗死、脑血管意外等，可导致或加重组织器官血液灌注不足，引起低氧血症和乳酸性酸中毒。

其他　如一氧化碳中毒、酒精中毒，儿茶酚胺、乳糖、水杨酸过量时偶尔可诱发乳酸性酸中毒。

糖尿病乳酸性酸中毒的症状

本症发病急骤，但症状和体征没有特异性，应仔细甄别。

轻症　仅有呼吸稍深快、乏力、食欲降低、恶心、嗜睡、头晕等。

中至重度　出现全身酸软、口唇发绀、呼吸深大、头晕、头痛、恶心、呕吐，但没有酮味；可有脱水表现，心率快、脉弱、血压下降、意识障碍、肌张力下降、四肢反射减弱、深昏迷、瞳孔放大甚至休克。

糖尿病乳酸性酸中毒的治疗

1. 平时应以预防为主，发现后及早就医，必要时可吸氧。

2. 扩容、补液治疗可改善组织灌注，纠正休克，利尿排酸。宜用生理盐水，避免使用含乳酸制剂。

3. 5% 碳酸氢钠（$NaHCO_3$）100～200mL 静脉滴注，当血气 pH>7.25 时停止补碱，避免引起碱中毒。

4. 胰岛素联合葡萄糖溶液静脉滴注，可减少糖类的无氧酵解，有利于血乳酸的清除。

5. 血液透析，常用于水钠潴留、不能耐受上述方法治疗的患者。

糖尿病乳酸性酸中毒的预防

糖尿病乳酸性酸中毒病死率高，故应注重预防。预防措施包括：若患者有肝、肾功能不全，最好避免使用双胍类降糖药；糖尿病性心脏病时易发生心力衰竭，肾脏循环障碍也能影响双胍类药物的排泄，故宜慎用；慎用异烟肼、水杨酸盐、木糖醇、普萘洛尔等药物；尽量不用山梨醇、果糖而采用葡萄糖，避免诱发本症；凡有缺氧，休克，肝、肾衰竭状态导致酸中毒者，应以纠正缺氧、缺血、休克为基本措施，以免诱发糖尿病乳酸性酸中毒。

糖尿病乳酸性酸中毒是病死率较高的并发症，平时应以预防为主，不可大意。

什么是低血糖昏迷、如何救治

什么是低血糖昏迷

低血糖昏迷是指由低血糖导致的昏迷。低血糖在医学上是指静脉血葡萄糖浓度低于 2.8mmol/L（50mg/dL）；在日常生活中，如果大家未进食、进食不足或者运动过度，有时候就会出现饥饿、头晕眼花、腿脚发软、浑身无力、面色苍白、心慌等症状，上述症状在吃完含糖食物后就会缓解，这就是轻度低血糖表现。

如果低血糖比较严重，就会出现大汗、头痛、瞳孔散大、视物模糊等症状，严重者会出现抽搐、惊厥、意识障碍，甚至昏迷。一旦出现昏迷，需要立刻对患者采取有效的救治措施，否则会对患者大脑造成严重且不可逆的损伤，甚至死亡。

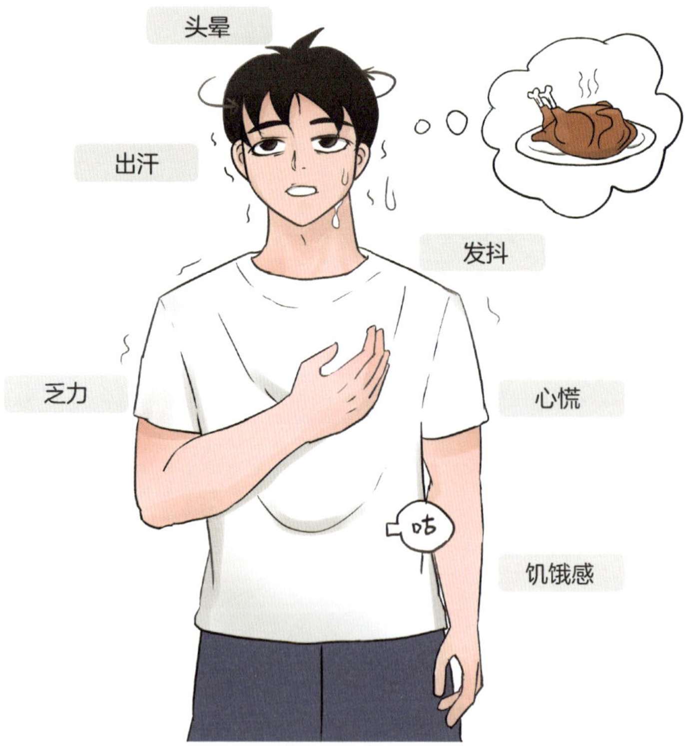

低血糖症状

低血糖昏迷的病因

空腹性低血糖　常由胰岛细胞瘤、类癌、垂体前叶功能减退、原发性肾上腺功能减退症、重症肝炎、肝硬化、晚期肝癌、严重营养不良、婴儿酮症低血糖等引起。

药物性低血糖 常由使用胰岛素和口服降糖药、酒精过量，使用水杨酸类、磺胺类、地西泮类、β 受体拮抗药等引起。

餐后低血糖 常由早期糖尿病、特发性低血糖、胃大部切除、胃空肠吻合等引起。如果有上述疾病，平时在家就要时常测血糖，当血糖波动较大、控制不佳时，要增加测血糖的频率。

低血糖昏迷的治疗

糖尿病患者在生活中要格外关注自己的身体状况，一旦出现上述症状，就要立即测血糖、补糖，以减少低血糖对身体的伤害。对于老年人，低血糖的表现可能不典型或仅表现为行为异常，尤其是在夜间发生低血糖，如果没有及时发现，则可能危及生命，因此要更加关注老年人的血糖水平并可适当放宽血糖标准。

对于怀疑出现低血糖昏迷的患者，要快速测量血糖，了解患者的血糖状况。一旦确诊为低血糖昏迷，应立即补充葡萄糖以升高患者的血糖。可以吞咽的患者，应立即喂食果汁、饼干、蛋糕等含糖量较高的饮料和食物；无法吞咽的患者，应立即予以 50% 葡萄糖溶液 40～100mL 静脉推注。在患者清醒后，继续给患者静脉注射 10% 葡萄糖溶液，将其血糖维持在较高水平，并严密监测患者的血糖水平，否则患者可能再次陷入紧急状态。

密切监测患者的生命体征，保证患者呼吸顺畅，同时给予患者氧气吸入。

如果患者的血糖在 11.2mmol/L（200mg/dL）水平维持一段时间但仍神志不清，医护人员通常会给予静脉输入氢化可的松以利于恢复。

对于经过上述处理反应仍不好或昏迷状态持续时间较长的患者，很可能伴有较严重的脑水肿，应予以 20% 甘露醇治疗。

家属要监测患者服用药物的时间与剂量，不能随意改变服用药物的频率、种类及剂量。

此外，家属最好掌握低血糖昏迷的基本急救措施，保证患者在院外发生低血糖昏迷时能得到及时救护；掌握正确的血糖监测方式和胰岛素注射方法；对长期服用降糖药的患者，应学会正确的服药方法。

近年来，随着人们生活节奏的加快、生活方式的改变，日常生活中出现低血糖患者的比例随之增加。患者及家属平时要定时监测血糖变化情况，健康饮食，加强体育锻炼，戒烟、戒酒，保持良好的作息。感受到身体出现低血糖症状时，应及时服用随身携带的食物，缓解低血糖症状，降低昏迷及脑损伤的风险。

什么是糖尿病足、如何救治

什么是糖尿病足

糖尿病足是糖尿病非常严重的慢性并发症，治疗费用很高，指糖尿病引起的与下肢远端神经异常和不同程度周围血管病变相关的足部溃疡、感染和/或深层组织破坏。4%~10%的2型糖尿病患者合并糖尿病足，轻者表现为足部畸形、皮肤干燥和/或发黄、胼胝（高危足）；重者可出现足部溃疡、坏疽，甚至需要截肢。

糖尿病足的预防

糖尿病足强调预防为主，通过改善生活习惯、使用降糖药来严格控制血糖并保持血糖稳定、及时防治感染和其他诱因，可很好地预防糖尿病足的发生。

控制饮食 血糖中的"糖"指葡萄糖，多由碳水化合物转换而来，因此糖尿病患者要特别注意碳水化合物，尤其是精制碳水化合物的摄入量。

什么是精制碳水化合物呢？就是白面包、面条和米饭等主食，以及含糖饮料、糖果，它们是引起血糖升高的主要食物，往往会导致血糖急剧上升，并能提高血甘油三酯水平，所以糖尿病患者日常应尽量减少精制碳水化合物的摄入，从而避免血糖进一步升高。

糖尿病患者应该适量增加蔬菜、水果、豆类和全谷物食物的摄入，它们营养更为丰富，往往富含膳食纤维，这意味着血糖的上升速度更温和，对糖尿病患者更友好。此外，这些食物似乎还可通过改善胰岛素敏感性来降低血糖水平，降低患心脏病的概率，因此，糖尿病患者可以多吃这些食物。美国糖尿病协会（ADA）向公众推荐的饮食指南为以水果、蔬菜、全谷物、豆类和低脂乳制品为重点的饮食。

合理运动 运动治疗在糖尿病管理中占重要地位，尤其是对肥胖的 2 型糖尿病患者，运动可增加胰岛素敏感性，有助于控制血糖和体重。但要注意，患者要根据年龄、性别、体力等自身情况开展有规律的运动，循序渐进，并长期坚持。久坐时应每隔 30 分钟进行一次短暂的身体活动，建议每周进行不少于 150 分钟的中等强度运动，运动前、后要监测血糖。运动量大或剧烈运动时应调整食物和药物，避免发生低血糖，因为低血糖对身体的损害比高血糖大得多。此外，为避免血糖波动太大，1 型糖尿病患者宜在餐后进行合理运动。血糖 > 14mmol/L，近期频繁发作低血糖或血糖波动较大，有严重心、脑、肾、眼、足等慢性并发症者不适宜运动。

降糖药控制血糖 包括口服药（如二甲双胍、格列本脲、阿卡波糖）和注射制剂（如胰岛素及其类似物）两大类。在饮食和运动不能使血糖控制达标时，应及时应用降糖药治疗，具体药物应由医生根据患者的自身情况选择，患者应遵医嘱规律用药，不随意减量，定期监测血糖浓度。

降压、降脂和戒烟，预防感染 对于糖尿病患者，尤其是伴有高血压的患者，应监测血压、血脂等指标，理论上血压应控制在 130/80mmHg 以下，低密度脂蛋白胆固醇应控制在 2.6mmol/L 以下。应避免受凉、外伤，预防感染，定期进行足部检查（包括足部查体、保护性感觉测试、下肢动脉病变检查等）。

糖尿病足的治疗

糖尿病足应以预防为主，其治疗多为对症支持治疗，主要包括伤口清创、控制感染、血运重建、降低足底压力、截肢等。

糖尿病足创面护理 包括清创、创面用药、换药等，应由专业医护人员根据患者全身情况和局部创面不同阶段选择相应的治疗方法，去除坏死组织，促进创面愈合，并积极针对全身情况进行治疗，包括控制血糖、抗感染等。患者应每天检查双足以发现微小创伤、穿着合适的鞋袜避免皮肤受压、由专业人士修除胼胝、保持足部皮肤清洁（特别是足趾间），足部皮肤干燥可以使用油膏类护肤品。

血运重建 可促进溃疡愈合，降低截肢风险，提高长期生存率。具体手术方式应由专业的外科医生根据患者的血管条件确定。

截肢 当糖尿病足合并严重坏疽、感染和组织破坏时，截肢是治疗的终末手段。

什么是肾上腺危象、如何救治

什么是肾上腺危象

危象，顾名思义就是危及生命的现象，说明该病特别凶险。肾上腺危象指因肾上腺皮质激素分泌缺少或不足而引起的累及多系统的疾病，常累及循环系统、消化系统、神经系统等。病因多种多样，常见于感染、手术、创伤、妊娠等应激状态下肾上腺皮质功能急性受损的情况，还可见于长期应用皮质激素治疗其他疾病，但突然中断或减量过快等情况。

肾上腺危象为何危险

在以上诱因存在时，如果出现胃肠道症状（食欲不振、恶心、呕吐）、高热、神志淡漠、嗜睡、四肢无力等情况，就要警惕肾上腺危象的发生，严重者可出现血压降低，甚至是休克、昏迷，需要紧急抢救，这时患者生命体征无法维持稳定，需要转入 ICU 进行严密监护及处理。因该病主要继发于其他疾病，故患者通常还伴有其他原发病的临床表现。

因此，如果发现有肾上腺危象倾向，应该马上至急诊科或内分泌科就诊，肾上腺危象最大的危害是电解质紊乱、严重的休克，甚至死亡，所以一定要早期发现不适，尽早就医，医生会根据患者的基础疾病进行一系列检查以辅助诊疗。

肾上腺危象的治疗及预防

首先，该病为肾上腺皮质激素分泌缺少或不足所致，因此补充肾上腺皮质激素很重要；其次，患者有进展为休克、昏迷的可能，所以需要静脉输液补充血容量，防止休克的同时纠正酸碱平衡紊乱，待生命体征平稳后再进一步处理诱因及基础疾病。当然，防患于未然最重要，如果有慢性肾上腺皮质功能减退的基础疾病，应该坚持服用激素，在医生的指导下调整治疗方案，不得任意中断。当遇到应激（如感染、手术、外伤）情况时，必须在医生的指导下增加剂量，不可自行加量或减量。

什么是垂体危象、如何救治

什么是垂体危象

垂体为一灰红色椭圆形小体，位于蝶鞍的垂体窝内，成人垂体大小约为 1cm×1.5cm×0.5cm，重 0.5～0.6g，这个小小的腺体功能非常强大。垂体可分为腺垂体和神经垂体两大部分。腺垂体，又称垂体前叶，能够分泌促肾上腺皮质激素、促甲状腺激素等，这些激素能进一步作用于肾上腺、甲状腺等，使后者分泌糖皮质激素、甲状腺素等维持人体的血压、体温等。简单来说，人体类似于一个公司，垂体及靶器官相当于公司中的上司及下属，下属靶器官没有接到上司垂体的命令（激素）就无法正常工作，从而影响到整个公司的运营。

垂体前叶功能减退时，肾上腺皮质激素和甲状腺激素缺乏，机体应激能力下降，在感染、呕吐、腹泻、脱水、寒冷、饥饿及应用安眠药或麻醉剂等情况下可诱发垂体危象。垂体卒中指垂体肿瘤突发瘤内出血、梗死、坏死，致瘤体膨大，引起急性神经内分泌病变。

垂体危象的症状

垂体危象常见症状有低血压（如低于 90/60mmHg）、高热、精神萎靡、烦躁不安、嗜睡、呕吐、腹泻或腹痛程度严重且不能缓解、晕厥、昏迷、癫痫和癫痫样发作等。以低血糖昏迷最多见，表现为低血糖症状、昏厥（可有癫痫样发作，甚至昏迷）及低血压。感染诱发昏迷常伴有高热和休克。中枢神经抑制药一般剂量即可使患者陷入长时期的昏睡甚至昏迷。低温昏迷多由寒冷诱发，特征为体温过低及昏迷。失钠性昏迷多因手术或胃肠道功能紊乱引起失钠、脱水，导致外周循环衰竭。水中毒昏迷主要表现为水潴留症候群、低血钠等。

垂体危象常进展迅速，如得不到及时治疗，可危及生命，所以一旦怀疑垂体危象，均应立即就医，以免延误治疗。

垂体危象的治疗

一旦诊断为垂体危象，及早应用糖皮质激素是抢救成功的关键，剂量为开始足量，根据病情的缓解程度逐渐减量直至替代剂量，糖皮质激素应用第 1 个 24 小时用量为氢化可的松 200～300mg，以解除急性肾上腺功能减退征象，以后逐渐减量，1 周内过渡到口服。危象解除后，继续应用小剂量糖皮质激素及甲状腺素口服替代治疗，补充糖皮质激素能有效纠正低血糖、低血压、低钠血症、低氯血症。在垂体危象解除后，还应明确并积极治疗引起危象的原发病，防止垂体危象再次发生。

垂体危象的预防

长期使用糖皮质激素替代治疗者应避免突然停药或减量过速。腺垂体功能减退症患者，应终身使用激素替代治疗。合并甲状腺功能减退者，甲状腺激素的使用应在糖皮质激素之后。

什么是急性白血病、如何救治

什么是急性白血病

血液中的细胞主要由红细胞、白细胞和血小板组成，它们由位于骨髓中的造血干细胞分裂和分化而来。人体健康时血细胞处于动态平衡中，这是由于人体会调节造血干细胞，哪种成分少了就多分化些，哪种成分多了就少分化些。

急性白血病就是这些造血干细胞不听身体的调节，大量分裂、分化成“坏细胞”存在于骨髓中，占用造血干细胞的养料，使得它们不能分裂、分化出足够的血细胞，出现贫血、感染、出血等症状。

血细胞对于人体非常重要，就像货车一样，运送养料给各个器官并把它们产生的废料运走，而急性白血病使血细胞减少，身体各个器官不能获得足够的养料，产生的废料也不能及时运走，如果此时不对其进行治疗，人可能在数天后死亡，平均生存周期仅为 3 个月。好消息是，采用现代技术手段进行治疗，可以使很多患者的病情得到缓解，延长生命甚至治愈。

急性白血病的病因

关于急性白血病的病因，目前较公认的因素有五点，分别是电离辐射、化学因素、病毒感染、遗传因素和其他血液病。其中有一些与我们的生活密切相关。如化学因素中苯、抗肿瘤药（如烷化剂）、治疗银屑病的药物乙双吗啉以及染发、吸烟等均与急性白血病的发病有一定关系。有一些病毒也可以引起白血病，如 C 型逆转录病毒——人类嗜 T 淋巴细胞病毒 -1 可以引起成人 T 细胞白血病，这种病毒可以通过垂直传播、血液传播以及性传播。遗传因素，如家族中如果有人不幸罹患白血病，其近亲属罹患白血病的概率会比普通人高。患有其他血液病也有可能发展为急性白血病，如慢性髓细胞白血病、骨髓纤维化、真性红细胞增多症、阵发性血红蛋白尿、淋巴瘤，最终都有可能发展为急性白血病。

急性白血病的症状

贫血通常是急性白血病的首发症状，患者会感到疲乏、困倦、四肢无力，照镜子时发现自己面色苍白等。由于血小板减少，会出现出血症状，如刷牙时牙龈流血、莫名其妙流鼻血、月经过多、眼底出血、身体出现瘀点和瘀斑。发热也是急性白血病患者的早期表现，当白细胞越来越少，往往就会被外界的细菌和病毒侵入机体，常见的有上呼吸道感染、肺炎、牙龈炎等。

急性白血病的治疗

目前常用的治疗方法有对症治疗、化疗、骨髓移植等。临床上通常会进行对症治疗。首先，应该注意休息，进食高热量、高蛋白食物、维持体内水、电解质平衡。严重贫血的患者会输入红细胞或者新鲜全血来改善贫血，缓解因贫血导致的疲乏、困倦、四肢无力等。化疗目前是治疗急性白血病的主要手段，可以分为诱导缓解治疗和缓解后治疗两个阶段。诱导缓解治疗就是联合运用大量药物来迅速杀灭“坏细胞”，从而控制病情，可以使患者基本恢复正常。缓解后治疗的目的是巩固诱导缓解治疗的“战果”，以期治愈疾病。

什么是急性再生障碍性贫血、如何救治

什么是急性再生障碍性贫血

再生障碍性贫血，是由于多种原因造成的骨髓造血功能衰竭性疾病，主要表现为骨髓造血功能降低、全血细胞减少，最终导致贫血、出血、感染综合征。在我国年发病率为 0.74/10 万人，可发生于各年龄组，老年人发病率较高，男性和女性发病率无明显差异。

根据患者的病情、血象、骨髓象及预后，可以将此病分为重型（又可分为Ⅰ型和Ⅱ型）和非重型。重型再生障碍性贫血Ⅰ型又称急性再生障碍性贫血，特点是发病急、进展快、贫血呈进行性加重。患者表现为乏力、头晕、心悸、面色苍白和气短等症状；多数患者有发热，体温在39℃以上；皮肤出现出血点或大片瘀斑，口腔黏膜可见血疱，牙龈出血、鼻出血、眼结膜出血等，同时伴有呕血、咯血、血尿、便血、阴道出血、眼底出血以及颅内出血，尤其颅内出血常危及患者生命。血常规除血红蛋白降低外，中性粒细胞绝对值 $<0.5\times10^9/L$，网织红细胞绝对值 $<15\times10^9/L$，血小板 $<20\times10^9/L$；重型再生障碍性贫血Ⅱ型是由非重型恶化而来。

急性再生障碍性贫血的治疗

一般治疗 预防感染，注意口腔、皮肤及外阴卫生；避免诱发因素，如电离辐射、化学毒物、病毒感染等；加强保护性隔离，防止交叉感染；以紫外线灯进行环境消毒；严重贫血时，为患者输注红细胞；严重出血时，为患者输注血小板；避免剧烈运动，防止外伤。

免疫抑制治疗 抗胸腺细胞球蛋白（ATG）或抗淋巴细胞球蛋白（ALG）为重型再生障碍性贫血治疗的首选药物，特别是一些不适合行造血干细胞移植的患者，此法为主要治疗措施。

环孢素 A：研究证实，环孢素 A 对急性再障性贫血有肯定疗效，是国内外用于该病治疗的一线药物。

大剂量环磷酰胺：属于免疫抑制剂，主要功能为抑制骨髓淋巴细胞增殖，恢复造血。

大剂量甲泼尼龙：是一种强效免疫抑制剂，不良反应主要为感染、出血、骨质疏松、消化道出血等。

促进造血治疗

雄激素：能够促进肾上腺产生促红细胞生成素，进而使造血细胞增殖，恢复造血功能，该疗法适用于全部再生障碍性贫血。临床上常用的有丙酸睾酮、司坦唑醇、达那唑、十一酸睾酮。

造血细胞生长因子：适用于全部再生障碍性贫血，特别是重型。临床上主要有粒系集落刺激因子、粒－单系集落刺激因子、重组人血小板生成素、促红细胞生成素等，不仅降低了感染的致死率，亦有助于造血功能的恢复。

造血干细胞移植 适用于年龄小于 40 岁、没有感染及其他并发症、有适合供体的重型再生障碍性贫血患者，可首选异基因造血干细胞移植。

什么是噬血细胞综合征、如何救治

什么是噬血细胞综合征

人体血液中的吞噬细胞是一个亦正亦邪的角色，既可以作为防御者，吞噬入侵的细菌和机体衰老的细胞，保持人体的健康状态；也会作为反叛者，不分敌我，攻击正常的组织器官，导致大出血、肝衰竭、呼吸衰竭等严重后果，这就是噬血细胞综合征（HPS）。

噬血细胞综合征是一类由原发或继发性免疫异常引起的过度炎症反应综合征，以持续性发热、肝脾肿大、全血细胞减少以及骨髓、肝、脾、淋巴组织发现噬血现象为主要特征，可分为原发性和继发性两大类。

原发性 是一种常染色体或性染色体隐性遗传病。目前已知的明确与噬血细胞综合征相关的基因有12种，根据缺陷基因的特点将原发性噬血细胞综合征分为家族性噬血细胞综合征、免疫缺陷综合征相关噬血细胞综合征和EB病毒（EBV）驱动噬血细胞综合征。

继发性 与各种潜在疾病有关，如感染、肿瘤、风湿性疾病。这些疾病启动了异常的免疫反应，巨噬细胞等免疫细胞攻击自身正常组织器官，进而演变为多脏器损伤。

噬血细胞综合征的病因及诱因

病原体 病毒、细菌、真菌、寄生虫等，尤其是EB病毒感染是引发噬血细胞综合征的常见诱因。

恶性肿瘤 当机体内的正常细胞“叛变”，开始不遵守规则、肆意生长时，肿瘤也就形成了。对于这类细胞，体内的免疫细胞会按照“外来者”对其进行攻击，尤其是血液系统肿瘤，如淋巴瘤、急性白血病、多发性骨髓瘤、骨髓增生异常综合征，是诱发噬血细胞综合征的常见肿瘤类型。

药物 当服用一些药物，或进行器官和造血干细胞移植时，机体的免疫反应会异常活跃，也可诱发噬血细胞综合征。

自身免疫因素 当机体内的免疫细胞出现问题，攻击“自己人”时，会诱发异常的免疫反应，如系统性红斑狼疮和成人斯蒂尔病，是诱发噬血细胞综合征的常见病因。

噬血细胞综合征的诊断

目前普遍认可的噬血细胞综合征的诊断标准由 2004 年国际组织细胞协会修订。当符合以下两条标准中任何一条时即可诊断。

分子诊断标准 目前已知的噬血细胞综合征相关致病基因包括 *PRF1*、*UNC13D*、*STX11*、*STXBP2*、*Rab27a*、*LYST*、*SH2D1A*、*BIRC4*、*ITK*、*AP3β1*、*MAGT1*、*CD27* 等。

其他标准 符合以下 8 条指标中的 5 条。①发热：体温 >38.5℃，持续 >7 日；②脾大；③血细胞减少（累及外周血两系或三系）：血红蛋白 <90g/L，血小板 <100×10^9/L，中性粒细胞 <1.0×10^9/L 且为非骨髓造血功能降低所致；④高三酰甘油血症和 / 或低纤维蛋白原血症：三酰甘油 >3mmol/L 或高于同龄人 3 个标准差，纤维蛋白原 <1.5g/L 或低于同龄人 3 个标准差；⑤在骨髓、脾、肝或淋巴结里找到噬血细胞；⑥血清铁蛋白升高：铁蛋白≥500μg/L；⑦NK 细胞活性降低或缺如；⑧sCD25（可溶性白细胞介素 -2 受体）升高。

噬血细胞综合征的治疗

噬血细胞综合征的治疗分为两个方面，一方面是诱导缓解治疗，以控制过度炎症状态为主，达到控制噬血细胞综合征活化进展的目的；另一方面是病因治疗，以纠正潜在的免疫缺陷和控制原发病为主，达到防止噬血细胞综合征复发的目的。

噬血细胞综合征具有阶段性，早期患者可不表现出所有特征，导致早期诊断困难，但同时疾病进展迅速，过程凶险，如不能接受合适的治疗，将很快危及患者生命。因此，如患者存在不明原因发热，伴有血细胞减少，均应考虑该病的可能性并进行有目的的筛查，以期早期诊断、及时治疗。

什么是血栓性血小板减少性紫癜、如何救治

什么是血栓性血小板减少性紫癜

血栓性血小板减少性紫癜是一种少见的，累及全身多器官、多系统的血栓性微血管病，好发年龄在 15～50 岁，女性常见。

血栓性血小板减少性紫癜分为先天性和获得性两种，其中获得性血栓性血小板减少性紫癜又可根据有无原发病分为原发性及继发性。

先天性血栓性血小板减少性紫癜 主要为人体内一种叫血管性血友病因子裂解酶发生基因突变导致的该酶绝对缺乏，在感染、应激或妊娠等因素作用下诱发。

获得性血栓性血小板减少性紫癜 临床上以获得性血栓性血小板减少性紫癜占大多数，其中大部分由自身抗体介导，又称为免疫性血栓性血小板减少性紫癜，抗体的产生与基因易感性和环境共同作用导致机体免疫紊乱有关。

原发性血栓性血小板减少性紫癜：又称特发性血栓性血小板减少性紫癜，患者在无明确基础疾病或诱因的前提下产生了针对血管性血友病因子裂解酶的自身抗体，降低或抑制了该酶的活性，从而发病。

继发性血栓性血小板减少性紫癜：有明确的病因，如感染、自身免疫性疾病、药物、恶性肿瘤、妊娠、造血干细胞移植，其病理机制主要为自身抗体导致的血管性血友病因子裂解酶活性被抑制或被过度清除。由于该酶缺乏，导致血管性血友病因子多聚体不能被正常剪切，导致血小板异常聚集活化、广泛微血栓形成，导致多器官、多脏器功能受损。

血栓性血小板减少性紫癜的症状

血栓性血小板减少性紫癜临床表现多样，患者因为微血管病性溶血性贫血会出现黄疸、尿色加深、乏力、睑结膜苍白等症状；血小板减少常导致皮肤瘀点、紫癜，鼻出血，齿龈出血，消化道、泌尿道甚至颅内出血。部分患者会出现头晕、头痛、精神错乱、神志异常、失语、抽搐、嗜睡、视力障碍、单侧肢体麻木等神经及精神系统异常，以一过性、反复性和多变性为特点，严重者可有昏迷。患者多有低热或中等发热，肾功能不全表现常有尿常规出现蛋白、红细胞、白细胞与管型或肌酐、尿素氮升高。微血管病性溶血性贫血、血小板减少、神经精神异常、发热和肾脏损害被称为血栓性血小板减少性紫癜的"五联征"，尤其前三项较为常见，称为"三联征"。

血栓性血小板减少性紫癜的检查

实验室检查有血小板计数显著降低，多数患者 $<30\times10^9/L$，尤其是外周血涂片中红细胞碎片明显增高（比例 >1%），这是微血管病性溶血性贫血最直接和最重要的证据。溶血指标显示网织红细胞计数升高、间接胆红素升高，血清游离血红蛋白及血清乳酸脱氢酶明显升高，结合珠蛋白下降。库姆斯试验（Coombs test）阴性，凝血功能检查基本正常。血管性血友病因子裂解酶活性及自身抗体测定可以确诊血栓性血小板减少性紫癜。

血栓性血小板减少性紫癜的治疗

血栓性血小板减少性紫癜病情凶险，进展迅速，病死率高，未及时治疗的患者病死率极高（90% 以上），临床上一旦怀疑或确诊该病，应立即启动治疗。目前治疗方法有血浆置换，应用糖皮质激素，输注新鲜冰冻血浆，应用免疫抑制剂、靶向药及基因治疗等。早期诊断和及时、有效的治疗是挽救生命的关键。

什么是原发性免疫性血小板减少症、如何救治

什么是原发性免疫性血小板减少症

当患者突然出现明显的出血倾向（如肢体末端皮肤瘀斑、瘀点，口腔黏膜、舌体血疱，牙龈、鼻腔出血，月经量增多等）时，就需要警惕是否有原发性免疫性血小板减少症的可能性。

以往原发性免疫性血小板减少症被称为特发性血小板减少性紫癜，是一种以无明确诱因的孤立性外周血血小板计数减少为主要特征的获得性自身免疫性出血性疾病。儿童原发性免疫性血小板减少症多继发于感染，多为自限性，而成人原发性免疫性血小板减少症则以老年人多见，育龄期女性发病率高于同龄男性群体。更重要的是，成人原发性免疫性血小板减少症常表现为持续性、复发性的顽固血小板减少，临床表现多样，出血风险高，尤其对于老年患者，致命性出血事件的风险更高，且老年人基础疾病往往较多（如高血压、冠心病、糖尿病），当出现急性危及生命的出血事件（如颅内出血、严重内脏出血）时，往往需要手术甚至收入 ICU 进一步治疗。

原发性免疫性血小板减少症的诊断

截至目前，临床诊断原发性免疫性血小板减少症主要依赖排除法，诊断要点可概括为：①至少连续 2 次血常规提示血小板计数减少，但外周血涂片镜检血细胞形态无明显异常；②脾脏一般不增大；③骨髓检查提示巨核细胞增多或正常，伴成熟障碍；④排除其他继发性血小板减少症，如自身免疫性疾病、甲状腺疾病、淋巴系统增殖性疾病、骨髓增生异常综合征、再生障碍性贫血、各种恶性血液病、肿瘤浸润、慢性肝病、脾功能亢进、免疫缺陷、感染、疫苗接种等所致的继发性血小板减少，大量出血或

凝血系统广泛激活消耗血小板，服用具有降血小板作用的药物，免疫性血小板减少，先天性血小板减少及某些特殊情况（如妊娠或体液容量改变导致的假性血小板减少）。

原发性免疫性血小板减少症的治疗

原发性免疫性血小板减少症的治疗以糖皮质激素及免疫球蛋白静脉注射为主，大剂量激素治疗往往是最常用的治疗措施，但由于激素治疗的不良反应（如感染，血压、血糖异常，消化性溃疡，骨质疏松，股骨头坏死），长期应用激素需要临床医生持续评估。免疫球蛋白静脉注射常用于紧急治疗或糖皮质激素不耐受、存在治疗禁忌的患者及妊娠、分娩的患者。

除了前述两大利器，还可以考虑促血小板生成药、利妥昔单抗、脾切除术甚至全反式维甲酸联合达纳唑及硫唑嘌呤、长春碱等免疫抑制药治疗。

由于成人原发性免疫性血小板减少症持续、复发的特点，临床治疗应遵循个体化原则，兼顾患者意愿，在不良反应最小化的基础上提升血小板计数，减少出血事件，改善患者的生活质量。在临床诊疗中，对于血小板计数$\geq 30\times 10^9/L$、无出血表现及风险因素，且不从事高出血风险工作的患者，可以观察随访，有活动性出血症状的患者则应予以治疗。

对于患者本人及家人，应当端正心态、减少不必要的焦虑，结合医嘱及自身情况与医生沟通治疗方案。在生活中，高龄、长病史的患者更应注意规避可能增加出血风险的因素，如血小板功能缺陷、合并凝血障碍、高血压、外伤、手术、感染、抗血小板治疗、抗凝治疗或非甾体类药物应用以及有创操作等，一旦出现出血症状，应该立即就医。

什么是急性肾衰竭、如何救治

什么是急性肾衰竭

急性肾衰竭是指因肾小球滤过率突然或持续下降，引起氮质废物在体内潴留，水、电解质和酸碱平衡紊乱，导致的各系统并发症的临床综合征。肾功能下降可发生在原来无肾病的患者，也可发生在原已稳定的慢性肾病肾功能突然急剧恶化的患者。

人体将体内废物排出体外的重要方式之一是排尿。如果人体在一天之内（24 小时）排出的总尿量不超过 400mL，就称为少尿。这个时候就要怀疑发生了急性肾衰竭。

可以将肾脏看成一个带有滤过功能的净水器。如果自来水水量减少了，用净水器接出来的干净的水也会相应减少，即所谓的肾前性导致的急性肾衰竭。肾前性因素主要指任何原因引起的有效血容量下降，常见于重症腹泻、烧伤、严重感染、大出血等所致脱水或休克。

如果净水器使用时间较长，起不到过滤作用，水量较小，需要更换净水器的滤网、滤芯，即所谓的肾性因素导致的急性肾衰竭。肾性因素是指各种原因引起的肾实质损害，常见于急性或急进性肾小球肾炎、急性肾小管坏死等。

如果净水器流出管道堵塞了，净水器无法提供足量的水，即所谓的肾后性导致的急性肾衰竭。肾后性因素是指泌尿系畸形、结石、肿瘤等多种原因引起的尿路梗阻。

急性肾衰竭的治疗

如果是肾前性导致的急性肾衰竭，需要补液。如果是肾性因素导致的急性肾衰竭，前期需要使用透析装置，替代肾脏去除血液中的有害物质；后期则可能需要进行肾移植。如果是肾后性导致的急性肾衰竭，需要去除病因，如碎石、手术。

什么是系统性红斑狼疮、如何救治

什么是系统性红斑狼疮

系统性红斑狼疮是一种自身免疫介导的，以免疫性炎症为突出表现的弥漫性结缔组织病，可累及全身多个系统。自身免疫性疾病是指机体对自身抗原产生免疫反应，导致自身组织损害所引起的一类疾病。

通俗来讲，自身的免疫防御系统在攻击自己，从而导致自身组织器官损害。目前有关系统性红斑狼疮的发病机制尚不明确，主要认为是在遗传的基础上，由于某些环境因素（如紫外线、病毒、细菌、药物、化学品）及神经－内分泌（如性激素）的作用而引发。好发于育龄期女性，多见于15～45岁，女性发病人数为男性的9～10倍。

系统性红斑狼疮的症状

常见表现 系统性红斑狼疮的临床表现多样，主要是发热、疲乏、鼻梁和双颊部呈蝶形分布的红斑（蝶形红斑）、对称性多关节疼痛及肿胀、光敏感、脱发、手足掌面和甲周红斑等。

重要脏器受累表现 随着疾病进展，系统性红斑狼疮可累及全身多个系统，如出现狼疮性肾炎、中枢神经损害、血液病、严重感染、心脏病变等而致病情危重甚或死亡。其中50%～70%的系统性红斑狼疮患者病程中会出现肾脏受累，肾活检显示几乎所有患者均有肾脏病理学改变。

狼疮性肾炎是系统性红斑狼疮最常见、最严重的并发症，可累及肾小球、肾小管和肾间质，主要表现如下。①仅出现血尿、蛋白尿，不伴有水肿或高血压。②患肾炎综合征者出现血尿、蛋白尿、水肿、高血压，可伴有肾功能损害、肾功能急剧恶化，短时间内进展为肾衰竭，病死率极高；部分患者起病时即出现肾功能损害，尿液改变不明显，随疾病进展逐渐发展为慢性肾衰竭。③肾病综合征占狼疮性肾炎的 50%～60%，有水肿、大量蛋白尿、血尿、低蛋白血症和肾功能损害。④间质性肾炎等。狼疮性肾炎对患者的预后影响极大，肾衰竭是导致患者死亡的主要原因。

系统性红斑狼疮的治疗

系统性红斑狼疮目前尚无根治方法，治疗原则为早期、个体化治疗，最大程度延缓疾病进展，降低器官损伤。如果遵医嘱进行规范治疗，大多数患者可以达到病情缓解，主要治疗方法如下。

一般治疗 正确认识疾病，消除恐惧心理，积极配合治疗，定期随诊；避免强阳光照射；避免过度疲劳；推荐低盐、低脂、优质蛋白饮食，避免摄入香菜、芹菜等具有光敏性的食物。

药物治疗 ①非甾体抗炎药：如吲哚美辛、对乙酰氨基酚，控制炎症、缓解症状；②糖皮质激素：如泼尼松等抑制炎症反应，缓解症状；③羟氯喹：控制皮疹发展，减轻光敏症状；④免疫抑制剂：如硫唑嘌呤、环磷酰胺、甲氨蝶呤、吗替麦考酚酯，调整机体免疫反应，改善症状；⑤生物制剂等。

什么是成人斯蒂尔病、如何救治

什么是成人斯蒂尔病

成人斯蒂尔病（Still disease）是一种病因及发病机制尚不明确的系统性炎症性疾病，患者主要收治在风湿免疫科、血液科和呼吸科等科室。

有研究表明，成人斯蒂尔病的发病与感染导致的发热、白细胞增多、C 反应蛋白升高存在高度相关性。相对于其他风湿性疾病，成人斯蒂尔病的发病率较低，且多发于 16～35 岁的年轻人，临床表现差异较大，轻者可治愈，重者会出现器官受损甚至危及生命。

成人斯蒂尔病的症状

发热　体温可＞39℃。

皮疹　多见于躯干和四肢，也可出现于面部，皮疹的特点是随体温的升降而出现或隐退。

多伴有关节痛　多累及大关节，以膝关节、腕关节、肘关节、踝关节受累最为常见，也可出现在小关节。

其他症状　咽痛、淋巴结肿大、肝脾肿大、胸膜炎和心包炎等。

成人斯蒂尔病的诊断

由于成人斯蒂尔病临床表现的低特异性和高异质性，需要结合多个指标才能作出准确诊断。目前的诊断标志物主要包括铁蛋白、炎症细胞因子和晚期糖基化终末产物等。其中铁蛋白作为成人斯蒂尔病的关键标志物，其与糖基化铁蛋白的血清表达水平目前已常规应用于临床实践中。

成人斯蒂尔病尚无特异性诊断方法，典型症状与其他疾病类似，依靠症状进行疾病诊断具有一定误导性，所以在诊断成人斯蒂尔病之前，需要排除引起发热、咽痛、皮疹或关节疼痛的其他疾病，如各种感染、免疫性疾病、药物过敏、恶性肿瘤。此外，国内外制订了许多针对该病的诊断和分类指标，但至今并无公认的统一标准，在此推荐应用较为广泛的美国 Cush 标准。

主要标准　①发热≥39℃；②关节炎 / 关节痛；③类风湿因子＜1∶80；④抗核抗体＜1∶100。

次要标准　①血白细胞计数≥15 × 10^9/L；②皮疹；③胸膜炎或心包炎；④肝大或脾大或全身浅表淋巴结肿大。

具备以上四项主要标准，且具备两个以上次要标准，可确诊为成人斯蒂尔病。在此提示广大读者，如有上述症状和表现，应前往专业医疗机构进行疾病诊治。成人斯蒂尔病临床表现多样，诊断和治疗都存在一定困难，尚无根治方法，早期发现和尽早治疗可以控制疾病的发作、防止复发。

成人斯蒂尔病的治疗

该病一线治疗方案是应用非甾体抗炎药及糖皮质激素，其中糖皮质激素对 60% 的患者有一定临床疗效，一般推荐起始口服剂量为泼尼松 0.5～1mg/(kg•d)。对激素治疗无效或对激素依赖的患者，则需要加用抗风湿药。

急性发热炎症期可先单独使用非甾体抗炎药，一般需要加大剂量，病情缓解后继续使用 1～3 个月后可逐渐减量，但非甾体抗炎药的不良反应事件发生率较高，需要谨慎使用。非甾体抗炎药减量后复发时可配合糖皮质激素一起使用。经上述治疗病情仍未缓解、激素减量后复发或关节炎表现明显时，应尽早加用抗风湿药，如甲氨蝶呤、环孢素、硫唑嘌呤、来氟米特、羟氯喹。

对于部分难治性或重症患者，可静脉滴注大剂量糖皮质激素冲击治疗，必要时给予生物制剂(如 TNF 抑制剂、IL-1 抑制剂、IL-6 抑制剂、IL-18 抑制剂)。患者症状缓解后，先逐个减停抗风湿药，直至抗风湿药单药维持治疗，同时减用激素，逐渐过渡到仅用非甾体抗炎药治疗，最后停药观察。

成人斯蒂尔病患者病程多样，以慢性渐进性病程模式最为常见，可引起慢性频繁的关节侵袭、受累以及规律的全身症状复发，以关节炎为主要表现时可以使用植物制剂(如雷公藤多苷、青藤碱)缓解症状。另外，近些年由于药物靶向治疗及新型生物制剂的应用，也可阻止成人斯蒂尔病的病程向慢性发展。日常生活中，患者应卧床休息，发热时注意补充水分，同时给予易消化、富含蛋白质、维生素的食物。

什么是血管炎、如何救治

什么是血管炎

血管炎，又称脉管炎，是血管壁及血管周围有炎症细胞浸润，致病因素直接作用于血管壁的，称为原发性血管炎；由邻近组织炎症病变波及血管壁致病的，称为继发性血管炎。少数患者病因较明确，大部分患者病因不明。若缺乏对血管炎的正确认识，不能及早预防、发现或治疗，可能造成严重影响。

血管炎就是血管的炎症，但这个炎症并不是感染，而是免疫性炎症，很多是由于自身免疫因素引起的，可导致血管管腔狭窄、循环受阻、脏器功能障碍，从而引起一系列症状。血管炎有轻有重，严重时可危及生命。

血管炎的症状

血管炎的临床表现多样，因血管类型、大小、部位及病理特点不同而呈现不同的特点，包括发热、乏力、关节肌肉疼痛、肾功能异常、缺血性或淤血性症状和体征、隆起性紫癜及其他结节性坏死性皮疹、多发性单神经炎等。

血管炎的检查

如怀疑血管炎，需要及时就医检查，包括血常规、尿常规、凝血功能、血沉、免疫球蛋白、循环免疫复合物、类风湿因子、抗核抗体、血管造影或彩色多普勒检查，以及受影响组织的活检和病理检查。

血管炎的治疗

血管炎为慢性疾病，若不及时治疗，将引起不可逆的脏器损伤。血管炎的治疗主要是减缓或阻止疾病进一步发展，治疗方案取决于诊断的类型和累及的器官。很多血管炎是由于多种原因导致的过敏引起的，主要累及细小血管，特别是毛细血管，去除病因后血管炎可自行好转。糖皮质激素是治疗血管炎的基础用药，可根据病情严重程度及部位确定使用方法及剂量。如累及心、肾、肺及其他重要脏器，可加用免疫抑制剂，如硫唑嘌呤、甲氨蝶呤、吗替麦考酚酯、环孢素。此外，还可以根据病情使用利妥昔单抗、TNF-α 拮抗剂等。